Dr. Christiane Neubaur
Dr. med. Thomas Vaterrodt

CANNABIS

Heilkraft der Natur

Bibliografische Information der Deutschen Nationalbibliothek
Die Deutsche Nationalbibliothek verzeichnet diese Publikation in der Deutschen Nationalbibliografie. Detaillierte bibliografische Daten sind im Internet über https://dnb.de abrufbar.

Für Fragen und Anregungen
info@m-vg.de

Wichtiger Hinweis
Dieses Buch ist für Lernzwecke gedacht. Es stellt keinen Ersatz für eine individuelle medizinische Beratung dar und sollte auch nicht als solcher benutzt werden. Wenn Sie medizinischen Rat einholen wollen, konsultieren Sie bitte einen qualifizierten Arzt. Der Verlag und die Autoren haften für keine nachteiligen Auswirkungen, die in einem direkten oder indirekten Zusammenhang mit den Informationen stehen, die in diesem Buch enthalten sind.

Ausschließlich zum Zweck der besseren Lesbarkeit wurde auf eine genderspezifische Schreibweise sowie eine Mehrfachbezeichnung verzichtet. Alle personenbezogenen Bezeichnungen sind somit geschlechtsneutral zu verstehen.

Originalausgabe
1. Auflage 2024

Türkenstraße 89
80799 München
Tel.: 089 651285-0

Redaktion: Dr. Diane Zilliges
Umschlaggestaltung: Manuela Amode
Umschlagabbildung: AdobeStock/SpicyTruffel
Bilder im Innenteil: Adobestock/Elena Schweitzer: 6, 28; Andrea Izzotti: 9; Narsil: 15; Africa Studio: 19; The Macro Daddy: 25; Irina: 29, 56; chokniti: 30; 24K-Production: 38, 79; designua: 41; Oleksandr Pokusai: 43; Georgii: 55; Jixster: 56; Matthew: 63; H_Ko: 68; noxnorthy: 75; roxxyphotos: 76; shooarts: 84; außer: DZMC/Manuela Amode: 12, 81; Haroc Marcard: 175, privat: 176
Layout und Satz: Bernadett Linseisen (schere.style.papier), München
Druck: Florjancic Tisk d.o.o., Slowenien
Printed in the EU

ISBN Print 978-3-7423-2667-6
ISBN E-Book (PDF) 978-3-7453-2427-3
ISBN E-Book (EPUB, Mobi) 978-3-7453-2426-6

Weitere Informationen zum Verlag finden Sie unter
www.rivaverlag.de
Beachten Sie auch unsere weiteren Verlage unter www.m-vg.de

Dr. Christiane Neubaur
Dr. med. Thomas Vaterrodt

CANNABIS

Heilkraft der Natur

Die medizinische Wirkung der Hanfpflanze nutzen, um körperliche und mentale Beschwerden zu lindern

riva

Inhalt

Kapitel 4

Kapitel 5

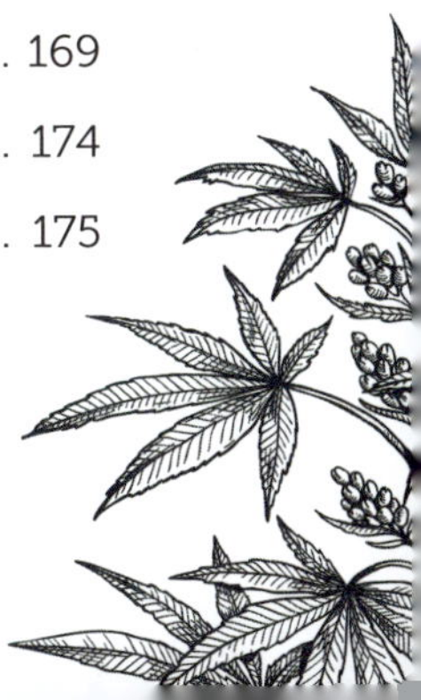

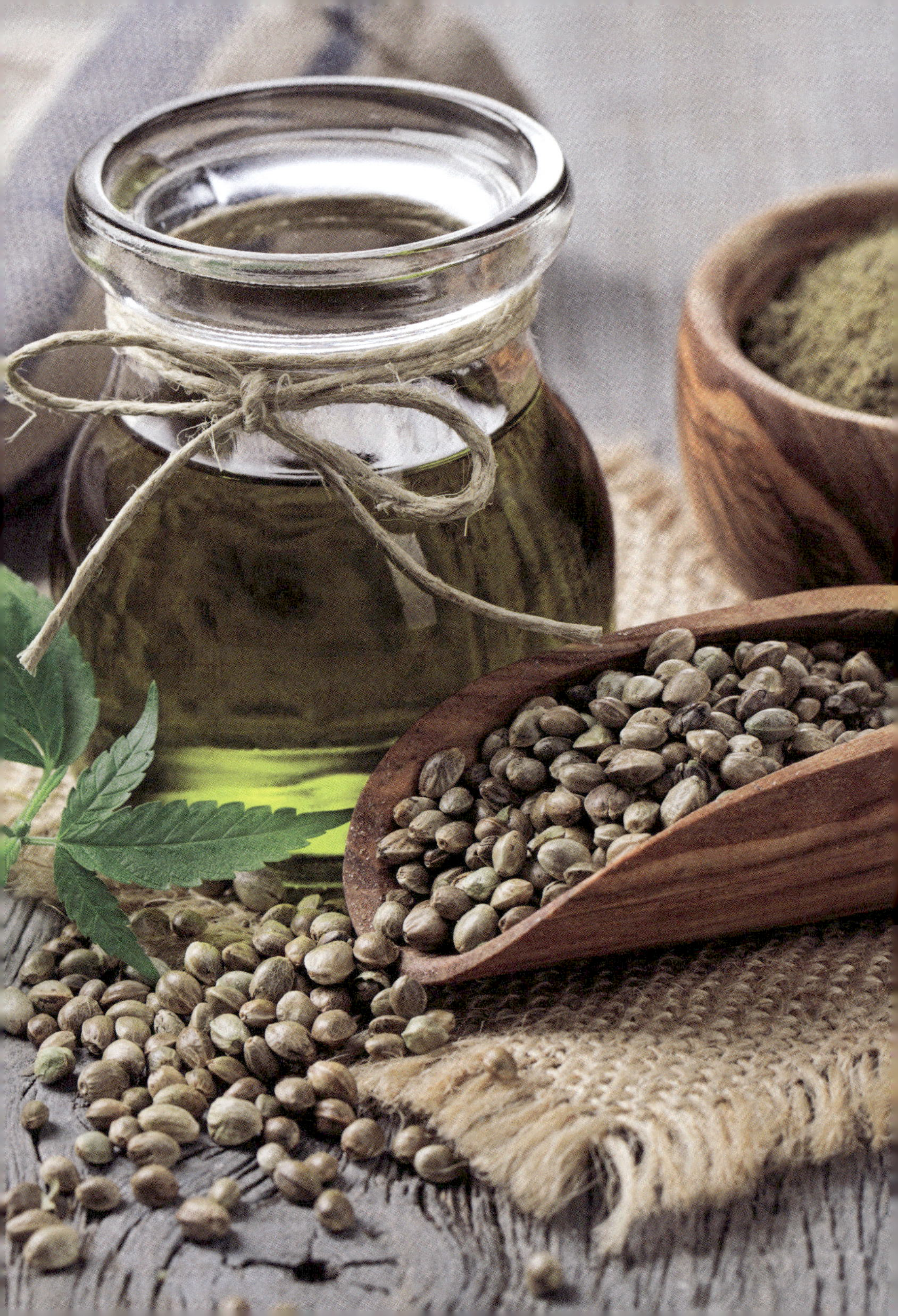

Kapitel 1
Geschichte des medizinischen Cannabis

Cannabis hat sowohl als Nutzpflanze als auch als Heilpflanze eine lange Geschichte von mehreren Tausend Jahren hinter sich. Erste Aufzeichnungen zur medizinischen Anwendung, aber auch zur alltäglichen Verwendung von Nutzhanf fand man im alten China. Seinen Höhepunkt in der Medizin fand Cannabis im 19. Jahrhundert, bis es Anfang des 20. Jahrhunderts verboten wurde. Erst 2017 wurde in Deutschland das sogenannte »Cannabis als Medizin«-Gesetz verabschiedet, welches seither die therapeutische Anwendung ermöglicht. Die Diskussionen um die Pflanze reißen dennoch nicht ab. Was hat es mit Cannabis auf sich? Was macht es so besonders? Warum ist es teilweise umstritten und wo liegen seine Stärken? Diese und andere Fragen werden hier beantwortet.

Entdeckung einer Nutz- und Heilpflanze

Cannabis ist eine der ersten domestizierten Nutzpflanzen. Sie wurde schon 12 000 v. Chr. genutzt, was Keramikfunde aus Taiwan und Südchina zeigen, die mit Kordeln aus Hanf verziert waren. Hanfähnliche Cannabis-Artefakte aus den Jahren um 7500 v. Chr. wurden ebenfalls in China und in Japan gefunden.[1]

Schon vor rund 5000 bis 6000 Jahren wurde Hanf als Nutzpflanze in China angebaut. Höchstwahrscheinlich brachten handeltreibende Nomadenvölker die Pflanze in den Westen. Die ältesten Dokumente zur medizinischen Anwendung stammen aus China und Ägypten. Die ursprüngliche Verwendung von Cannabis liegt also nicht in seiner Nutzung als Droge. Stattdessen wurde die Pflanze sowohl in der Medizin als auch als Nutzpflanze eingesetzt. Sie diente als Quelle für Textilien, Nahrungsmittel und Ölsaaten. Heutzutage kehren wir mit dem Medizinalhanf zu den Ursprüngen der medizinischen Nutzung zurück und auch die Verwendung von Nutzhanf wird wiederbelebt.

Die Menschen im alten China haben sich sehr intensiv mit der Pflanze beschäftigt. Sie stellten fest, dass die Hanffaser sehr widerstandsfähig und flexibel ist. Deshalb wurde sie für Seile und Netze genutzt. Zudem erkannten sie schon früh den schmerzstillenden und entzündungshemmenden Effekt. Ein Kräuterbuch, das sich unter anderem mit der medizinischen Anwendung von Cannabis befasste, entstand vor 5000 Jahren zur Zeit des Kaisers Chen Nung.[2] Historisch gesehen ist Cannabis also eine der ältesten Medizinalpflanzen. Hildegard von Bingen schrieb 1150 in ihrem Heilmittelbuch *Physica* über seine heilende Kraft. In diversen Kräuterbüchern taucht Cannabis ab dem 16. Jahrhundert auf. Der Mediziner und Botaniker Leonhart Fuchs beschreibt in seinem berühmten Werk *De Historia Stirpium* aus dem Jahr 1542 die Kultivierung von *Cannabis Sativa* und zitiert hier sogar aus den Werken von Plinius, Galen und Dioskurides.

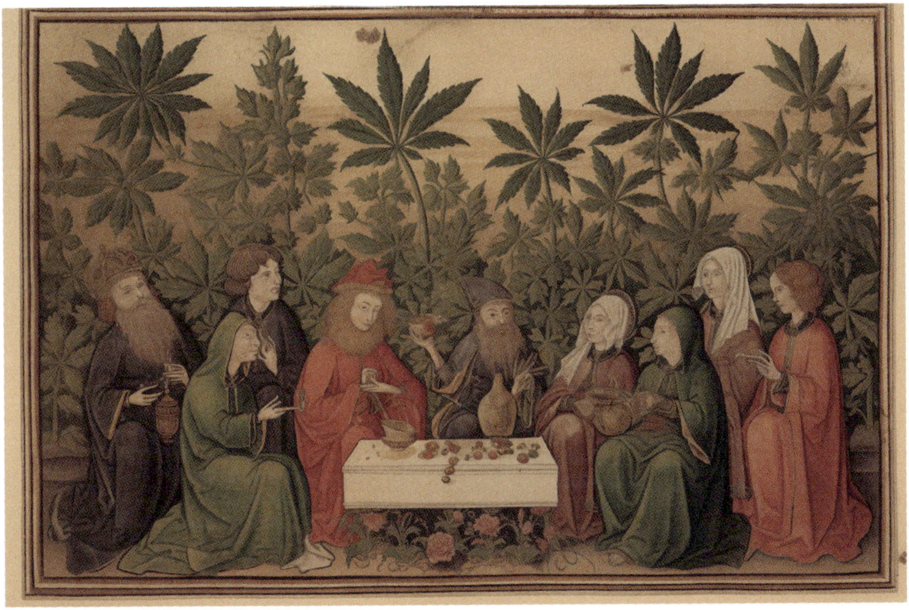

Seit Jahrtausenden wird die Hanfpflanze geschätzt.

Im Jahr 1640 empfahl dann der englische Botaniker und Apotheker John Parkinson in seinem Werk *The Botanical Theatre of Plants* Cannabis gegen Gelbsucht, Durchfall, Husten, Koliken, Schmerzen, Verbrennungen, Gicht und zur Behandlung von Tumoren. Viele Forscher und Weltreisende berichteten während dieser Zeit von Cannabis und brachten getrocknete Pflanzen aus Indien und dem Mittleren Osten mit.

Im 19. Jahrhundert verbreitete sich das Wissen über Cannabis als Medizin in Europa intensiver. Der im indischen Kalkutta stationierte irische Arzt William B. O'Shaughnessy veröffentlichte im Jahr 1839 eine umfassende Studie über den indischen Hanf.[3] Dadurch konnte sich *Cannabis Indica* in der europäischen Schulmedizin etablieren. So wurde es in England und den USA bei Rheuma, Muskelverspannungen, Krampfanfällen, Gebärmutterkrämpfen, zur Schmerzbehandlung, bei neuralgischen Schmerzen, Ischialgie, Entzündungen, Kniearthrose, Migräne, Gicht, Asthma, Schlaflosigkeit und Depressionen eingesetzt. In Deutschland nutzte man Cannabis als Medizin bei Schlafstörungen, Schmerzen, Appetitlosigkeit, Magenbeschwerden, Erbrechen und Krämpfen. Diese Beispiele zeigen sehr gut die Vielseitigkeit der Einsatzmöglichkeiten von Cannabis in der Medizin.

Die Blütezeit von Medizinalcannabis im 19. Jahrhundert

Die medizinische Anwendung von Cannabis hatte ihren Höhepunkt im 19. Jahrhundert. Es galt beinahe als Allheilmittel. Aufgrund seiner schmerzlindernden, entspannenden, angstlösenden und entkrampfenden Wirkung wurde es bei zahlreichen Krankheiten eingesetzt.

In Europa und den Vereinigten Staaten war Cannabis das am meisten verkaufte Arzneimittel in den Apotheken. Selbst kleine Ortsapotheken boten Cannabisextrakte und -tinkturen an und zwischen den Jahren 1842 und 1900 machten diese die Hälfte aller verkauften Arzneimittel aus. Allein in Europa gab es zwischen den Jahren 1850 und 1950 mehr als 100 unterschiedliche Cannabispräparate. Zudem galt die medizinische Droge als Alternative zum Opium, was zu jener Zeit meist zur Schmerzlinderung und zur Beruhigung eingesetzt wurde. Schon damals hatte man festgestellt, dass Opiumtinkturen zu einer schnellen Abhängigkeit führen.[4] Cannabis hatte eine ähnliche schmerzstillende und beruhigende Wirkung wie Opium, ohne die Patientinnen und Patienten in diese schnelle Abhängigkeit zu treiben.

Eingesetzt wurde Cannabis unter anderem gegen folgende Beschwerden:

- Kopfschmerzen und Migräne
- Neuralgien
- Rheuma

- Epilepsie
- Krämpfe
- Husten
- Asthma
- Unruhe und Angstzustände
- Schlafstörungen

Besonders häufig wurden Cannabistinkturen eingesetzt. Erst später kamen Tabletten auf den Markt. Besonders bekannt war der wässrige Cannabisextrakt namens *Extractum Cannabis indicae aquosum fluidum* der Firma Merck, das gegen die weitverbreitete Tuberkulose und Husten helfen sollte.

Als Schlafmittel nutzte man eine Tinktur aus Cannabisextrakt, Bilsenkrautextrakt, Chloralhydrat und Kaliumbromid. In den USA wurde dieses Mittel unter der Bezeichnung Bromidia verkauft. Auch in Deutschland wurde das Rezept dieser Tinktur in verschiedenen Arzneibüchern aufgeführt.

In Kriegszeiten wurde die Cannabiswirkung genutzt, um das Durchhaltevermögen der Soldaten zu verbessern. So entdeckten beispielsweise die Soldatentruppen von Napoleon auf ihren Feldzügen die entspannende Wirkung, was ihnen dabei half, die Schlachten zu bewältigen. Auch die deutschen Soldaten bedienten sich der Cannabiswirkung, unter anderem im Deutsch-Französischen Krieg im Jahr 1870 beziehungsweise 1871. Mithilfe von Cannabis konnten sie ihren Kampfgeist und ihre Leistungsfähigkeit steigern. Zudem half es ihnen dabei, die schrecklichen Kriegserlebnisse zu verdrängen.

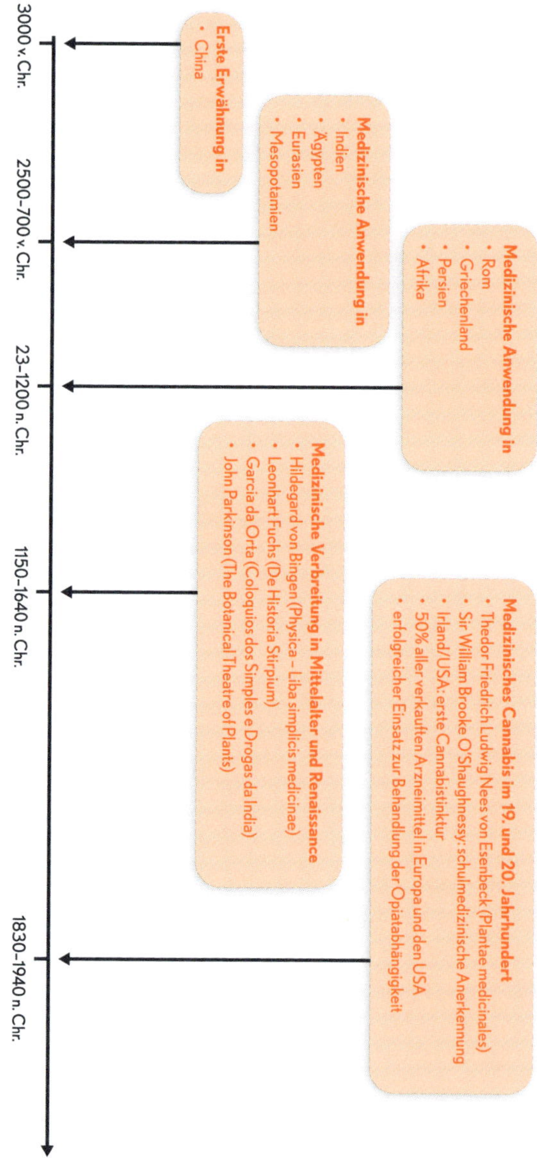

Geschichte des medizinischen Cannabis (freigegeben durch Deutsches Zentrum für Medizinal-Cannabis (DZMC))

Das Verbot der Pflanze

Warum aber wurde Cannabis als Medizin verboten und als gefährliche Droge in eine Ecke gedrängt, in die es eigentlich nicht gehört? Selbst Nutzhanf, der keine psychotrope Wirkung hat, geriet in diese Verbannung. Obwohl die Geschichte gezeigt hatte, dass Cannabis sowohl in der Medizin als auch als Nutzpflanze sinnvoll eingesetzt werden kann, kam es zur Prohibition sowohl von Nutzhanf wie auch von Medizinalcannabis.

Es gab unterschiedliche Gründe, die vor allem wirtschaftlich motiviert waren. Beginnen wir mit dem Nutzhanf. Mit der Industrialisierung wandelte sich alles. Baumwolle und Kunstfasern wurden immer beliebter, weil sie schneller und kostengünstiger hergestellt werden konnten. Für die Papierproduktion wurde aufgrund der hohen Nachfrage bevorzugt Zellstoff aus massenhaft verfügbarem Holz dichter Wälder genutzt. In der Landwirtschaft wurde auf den Feldern lieber Weizen, Roggen und Hafer angebaut statt Hanf.

Im Bereich der Medizin eroberten in der ersten Hälfte des 20. Jahrhunderts zahlreiche synthetische Arzneimittel den Markt, wie zum Beispiel Aspirin, Barbiturat und Opiate. Die Pharmaindustrie hatte ein großes Interesse daran, ihre synthetisch hergestellten Arzneimittel in der Medizin zu etablieren und die Menschen damit zu versorgen. Durch den Einfluss der pharmazeutischen Industrie kam es zu politischen und gesetzlichen Veränderungen. In den USA wurden Cannabisprodukte 1937 mit hohen Steuern belegt (*Marihuana Tax Act 1*). Das machte die medizinische Verwendung unrentabel und Cannabis als Medizin verlor immer weiter an Bedeutung.

Hinzu kam, dass im 19. Jahrhundert immer mehr Menschen nach neuartigen Substanzen wie Opium, Kokain und Heroin süchtig wurden. Die Regierungen sahen sich gezwungen, den Umgang mit diesen Drogen zu regulieren. Auf Initiative der USA fand zwischen den Jahren 1911 und 1912 die erste internationale Opiumkonferenz in Den Haag statt. Die Opiumkommission beschloss, den Anbau und Handel von Morphin und Kokain streng zu kontrollieren. 1925 wurde in der zweiten Opiumkonferenz zu Heroin und Kokain auch Cannabis verboten. Erstaunlicherweise fiel nicht nur der Drogenhanf unter dieses Verbot, sondern auch der Nutzhanf, der keine nennenswerten Mengen an THC enthält. Es sind in der Regel unter 0,3 Prozent. Auch in großen Mengen konsumierter Nutzhanf hätte damals wie heute nicht zu einem berauschenden Effekt geführt. Cannabis als Rauschmittel war seinerzeit nur bei einigen Produzenten erhältlich und ist nicht zu vergleichen mit heutigen Züchtungen. Angaben zum THC-Gehalt in dieser Zeit gibt es nicht, da es noch keine genauen Analysemethoden gab, die die THC-Konzentration der Pflanze hätten bestimmen können.

Anti-Cannabis-Kampagne

Der wahre Grund des internationalen Cannabisverbots ist nicht hinreichend bekannt. Doch es lassen sich wirtschaftliche Interessen vermuten. In den 1930er-Jahren wurde von einem Großunternehmer namens William Randolph Hearst[5] eine Hetzkampagne in den öffentlichen Medien gestartet. Hearst besaß 25 Tageszeitungen, 24 Wochenzeitungen, zwölf Radiosender, zwei weltweite Nachrichtensender, das Cosmopolitan-Filmstudio sowie andere Medienfirmen und war somit sehr einflussreich. Zusätzlich war er Waldbesitzer und Papiermühlenmagnat. Hinzu kam, dass Hearst in DuPont investiert hatte, ein Unternehmen, das eine Nylonfaser auf den Markt gebracht hatte und dessen Produkte somit im direkten Wettbewerb zu Hanffasern standen. Seine Medienplattformen, insbesondere die Zeitungen, nutzte Hearst, um negative Geschichten über Cannabis zu verbreiten. Er verband Marihuana fälschlicherweise mit Gewalt, Kriminalität und Rassenvorurteilen, was zu einer Beeinflussung der öffentlichen Meinung beitrug. Hearst wurde hierbei von Harry Anslinger,[6] einem Mitglied der Drogenkommission der Vereinigten Staaten, unterstützt. Anslinger lehnte Cannabis nicht nur als Rauschmittel, sondern auch für medizinische Zwecke ab. Der Film *Reefer Madness*[7] von 1936 verdeutlicht eindrücklich, wie die Anti-Cannabis-Kampagnen geführt wurden, die von Hearst und Anslinger mitgetragen wurden. Sie führten im ersten Schritt zu einer Hanfsteuer und in einem zweiten Schritt sogar zu einem Hanfanbauverbot.

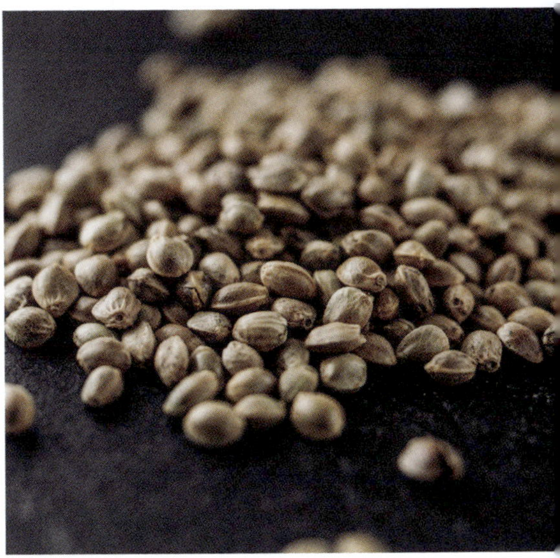

Hanfsamen sind sehr proteinreich.

Das internationale Opiumabkommen[8] führte also nach dem Inkrafttreten im Jahr 1928 zu einem Verbot von Heroin, Kokain und Cannabis. Als Kompromiss wurde die Einfuhr von Cannabis zu medizinischen und wissenschaftlichen Zwecken erlaubt.

1961 wurde dann dieser Vertrag durch das Einheitsabkommen (*Single Convention on Narcotic Drugs*) über die Betäubungsmittel ersetzt. Auch dieses Einheitsabkommen erlaubte Import und Handel mit Cannabis zu medizinischen und wissenschaftlichen Zwecken.

In den 1990er-Jahren wurde das Anbauverbot in einigen Ländern gelockert. Dazu gehören zum Beispiel Kanada, die Niederlande und einige US-Bundesstaaten. In Deutschland darf seit 1996 unter strengen Auflagen wieder Nutzhanf angebaut werden. Diese Lockerungen beruhen auf der Erkenntnis der vielfältigen Verwendungsmöglichkeiten von Hanf, insbesondere im Bereich der industriellen Produktion von Fasern, Ölen und Samen.

Der Weg zum »Cannabis als Medizin«-Gesetz

Einer der ersten Patienten, die ihr Recht auf Cannabis als Medizin eingeklagt haben, war der Mannheimer Michael Fischer.[9] Er litt seit vielen Jahren an Multipler Sklerose (MS). Cannabis als Medizin half ihm, das Leben etwas lebenswerter zu gestalten. Aus einer finanziellen wie therapeutischen Not heraus baute Michael Fischer den Hanf im Bad seiner Wohnung selbst an. Dieses Recht versuchte er 2003, 2004 und 2005 einzuklagen. Diverse Strafrichter verschiedener Instanzen gaben ihm recht. Nicht so das Bundesgesundheitsministerium. Deutschlands oberste Betäubungsmittelkontrollbehörde sah im Bad von Herrn Fischer eine Rauschgiftplantage. Ein Zugriff Dritter sei nicht auszuschließen. Noch im Jahr 2010 stritt Michael Fischer mit dem Bundesinstitut für Arzneimittel und Medizinkontrolle (BfArM) um eine Genehmigung für den Eigenanbau. Danach kam es zu so vielen Klagen von schwerkranken Menschen, die ihr Recht auf die Therapie mit Cannabis forderten, dass die Bundesregierung gar nicht anders konnte, als darauf zu reagieren.

Dennoch dauerte es noch einige Jahre, bis das »Cannabis als Medizin«-Gesetz endlich verabschiedet wurde. Durch die vielen Ausnahmegenehmigungen von Patientinnen und Patienten war Cannabis schon längst als Medizin im Einsatz. Im Juli 2016 hat der Bundestag in erster Lesung über das Gesetz beraten.[10] Am 19. Januar 2017 war es dann endlich so weit: Das Gesetz wurde verabschiedet und konnte im März 2017 in Kraft treten.[11] Jetzt konnten Ärztinnen und Ärzte Cannabisarzneimittel im Einzelfall bei schwerwiegenden Erkrankungen verschreiben. Hierfür ist die Einschätzung des behandelnden Arztes, dass diese Therapieform den Krankheitsverlauf spürbar positiv verbessern kann, entscheidend.

Die aktuelle Rechtslage

Mit dem am 10. März 2017 in Kraft getretenen »Cannabis als Medizin«-Gesetz hat der Gesetzgeber die Möglichkeiten zur Verschreibung von Cannabisarzneimitteln zu Lasten der gesetzlichen Krankenversicherung erweitert. Darüber hinaus wurde das Bundesinstitut für Arzneimittel und Medizinprodukte (BfArM) damit beauftragt, eine nicht-interventionelle Begleiterhebung zur Anwendung von Cannabisarzneimitteln durchzuführen. Ärztinnen und Ärzte wurden aufgefordert, bei einer Cannabisverschreibung einige Daten anzugeben, wie zum Beispiel den Grund der Verschreibung und die vorherigen Therapien der Patientin oder des Patienten. Die Begleiterhebung wurde am 31. März 2022 entsprechend den gesetzlichen Vorgaben abgeschlossen.[12] Somit wurden über einen Zeitraum von fünf Jahren Daten zur Therapie mit Cannabisarzneimitteln gesammelt. Ihre Zusammenstellung und Auswertung wurde in einem Abschlussbericht dem Gemeinsamen Bundesausschuss (G-BA) zur Verfügung gestellt und der Öffentlichkeit auf der Homepage des BfArM bekannt gemacht. Insgesamt wurden etwa 21 000 Datensätze übermittelt, die sich auf Behandlungen mit Cannabisblüten, Cannabisextrakten, Sativex®, Nabilon und Dronabinol zu Lasten der gesetzlichen Krankenkassen nach deren expliziter Genehmigung beziehen. Die geringe Anzahl der Datensätze, obwohl die Übermittlung gesetzlich verpflichtend war, begründet das BfArM mit der Anonymisierung von Ärztinnen und Ärzten. Somit war die Datenübermittlung faktisch freiwillig. Dennoch sollten diese Behandlungsdaten aus der ärztlichen Praxis wertvolle Hinweise zu möglichen Anwendungsgebieten von Cannabisarzneimitteln und zu Nebenwirkungen einer Therapie geben.

Das BfArM betont, dass die vorgestellte Auswertung der Begleiterhebung nicht die Anforderungen an eine klinische Studie erfüllt. Deshalb können die Daten auch nur Hinweise geben, sind aber keinesfalls als vollständig zu betrachten und können folgerichtig auch zu keinem Zeitpunkt als klinische Studie bezeichnet werden.[13] Allerdings werden unter anderem diese Ergebnisse vom Gemeinsamen Bundesausschuss als Grundlage für die Festlegung von Facharztgruppen genutzt. Hierdurch soll eine Verschreibung von Cannabisarzneimitteln über die Krankenkassen erleichtert werden. Nur so wird Patientinnen und Patienten ein verbesserter Zugang zu dieser Therapieform eröffnet. Die Festlegung von Facharztgruppen durch den Unterausschuss Arzneimittel des Gemeinsamen Bundesausschusses (G-BA) gilt also als ein Schritt zum Abbau der Hürden.[14] Die festgelegten Facharztgruppen können dann ohne eine Antragsstellung auf Kostenübernahme Cannabis als Medizin verschreiben. Für Facharztgruppen mit den entsprechenden Zusatzweiterbildungen geht der Gemeinsame Bundesausschuss davon aus, dass die Ärztinnen und Ärzte die Tatbestandsvoraussetzungen für den Anspruch auf Versorgung mit Cannabisarzneimitteln in den überwiegenden Fällen abschließend einschätzen können. Hierbei soll insbesondere geprüft werden, inwiefern eine allgemein anerkannte, dem medizinischen Standard entsprechende Leistung für die jeweiligen Patientinnen und Patienten zur Verfügung steht und eine nicht ganz entfernt liegende Aussicht auf eine spürbare positive Einwirkung der Behandlung mit Cannabisarzneimitteln auf den Krankheitsverlauf oder auf schwerwiegende Symptome besteht. Hierbei sollte das gemeinsame Ziel sein, auf Basis der gesetzlichen Vorgaben vulnerablen Patientinnen und Patienten einen gesicherten Zugang zu geeigneten Therapien zu ermöglichen – und dazu zählen auch Therapien auf Basis von Cannabisarzneimitteln. Die Festlegung der Facharztgruppen steht noch aus.

Im Oktober 2023 veröffentlichte die Bundesregierung einen Gesetzentwurf zum kontrollierten Umgang mit Cannabis und zur Änderung weiterer Vorschriften des Cannabisgesetzes (CanG).[15] Die Regierung begründet diesen Entwurf damit, dass der Konsum von Cannabis trotz bestehender Verbotsregelungen insbesondere bei jungen Menschen ansteigt. Produkte vom Schwarzmarkt stellen durch giftige Beimengungen, Verunreinigungen sowie synthetische Cannabinoide, deren Wirkstärke und Folgen nicht eingeschätzt werden können, eine besondere Gefährdung dar. Als Lösung sieht die Regierung eine Entkriminalisierung und einen eigenverantwortlichen Umgang. Die Bundesregierung hat mit ihrem Kabinettsbeschluss für ein Cannabisgesetz einen konkreten Reformvorschlag vorgestellt, der eine wegweisende Regulierung zur Entkriminalisierung von Konsumcannabis sowie zur Einführung von Anbauclubs vorsieht. Parallel dazu werden die Regelungen für Medizinalcannabis in das neu geschaffene Medizinalcannabisgesetz (MedCanG) überführt.

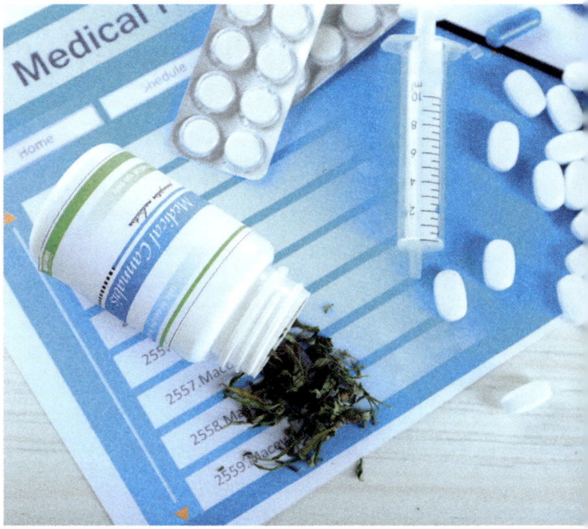

Cannabis kann kontrolliert als Medizin verordnet werden.

Das Cannabisgesetz ist eines der umstrittensten Gesetzesvorhaben der Ampelregierung. Der Termin für die Legalisierung von Cannabis war ursprünglich für den 1. Januar 2024 geplant und wurde dann auf den 1. April 2024 verschoben. Voraussetzung für die Entkriminalisierung ist die Herausnahme der Pflanze aus dem Betäubungsmittelgesetz. Für die Verschreibung von Medizinalcannabis bedeutet dies eine Erleichterung. Ärztinnen und Ärzte können es dann auf einem »rosa Rezept« verschreiben und brauchen hierfür nicht mehr die registrierte Form des Betäubungsmittelrezeptes. Im Januar 2024 wurde das rosa Rezept durch das E-Rezept abgelöst und ist seitdem verpflichtend. Der bürokratische Aufwand der Dokumentation bei Betäubungsmitteln ist sowohl für Ärztinnen und Ärzte als auch für Apotheken sehr hoch. Eine Novellierung des »Cannabis als Medizin«-Gesetzes ist wichtig und notwendig, da nach sieben Jahren Erfahrung mit Medizinalcannabis die neuen Erkenntnisse mit in das Gesetz eingebracht werden sollten.

Aktuelle Rechtslage in Deutschland zusammengefasst

23. Februar 2024
Nach langem politischem Ringen hat der Bundestag den Gesetzentwurf der Bundesregierung »zum kontrollierten Umgang mit Cannabis und zur Änderung weiterer Vorschriften« (Cannabisgesetz – CanG) gebilligt.

Nach Inkrafttreten des Gesetzes wird Cannabis aus dem Betäubungsmittelgesetz (BtMG) genommen und kann somit als »rosa« Kassenrezept oder als »blaues« Privatrezept verschrieben werden. Es ist kein gesondertes Betäubungsmittelrezeptformular mehr nötig.

Voraussichtliches Inkrafttreten am 1. April 2024.

28. Februar 2024
Es kommt zu einer Mobilmachung der Länder. Bei einer einfachen Mehrheit können die Länder einen Antrag auf Einberufung eines Vermittlungsausschusses stellen. Die Länder können das Gesetz zwar nicht kippen, sie können aber das Inkrafttreten verzögern.

Ausstehend: Facharztgruppen/Gemeinsamer Bundesausschuss (G-BA)
Das Ergebnis des G-BA zur Festlegung von Facharztgruppen, die ohne Antragstellung ein Rezept ausstellen können, steht noch aus.

Bekommt eine Patientin oder ein Patient ein Cannabisrezept von einer der festgelegten Facharztgruppen, so muss die Krankenkasse die Kosten der Therapie ohne vorherige Antragstellung übernehmen.

22. März 2024 Bundesrat billigt Cannabisgesetz
Inkrafttreten 1. April 2024 nach Ausfertigung und Verkündung.

Das Gesetz sieht Teillegalisierung von Cannabis vor. Erlaubt ist der Besitz von 25 Gramm Cannabis zum Eigenkonsum und 50 Gramm in den eigenen vier Wänden. Anbau in der eigenen Wohnung von drei weiblichen Cannabispflanzen. Die Ernte ist zum Eigenverbrauch bestimmt und darf nicht weitergegeben werden.

Für Minderjährige bleiben Besitz und Konsum verboten. Erwachsene dürfen nicht in Gegenwart von Kindern und Jugendlichen Cannabis konsumieren. Konsumverbot gilt in Sichtweite von Schulen, Kindertagesstätten, Spielplätzen sowie vor 20 Uhr in der Fußgängerzone. Verboten ist weiterhin der An- und Verkauf von Cannabis. Ab dem 1. Juli sind Anbauvereinigungen erlaubt. Dies sind eingetragene nicht wirtschaftliche Vereine oder Genossenschaften. Sie dürfen nicht mehr als 500 Mitglieder haben. Minderjährigen ist die Mitgliedschaft untersagt. Volljährige dürfen nur in einem Anbauverein Mitglied werden und müssen aktiv am Anbau mitwirken. Eine passive Mitgliedschaft, die nur dem Erwerb von Cannabis dient, ist nicht vorgesehen.

Medizinalcannabis gilt nicht mehr als Betäubungsmittel und kann auf einem rosa Kassenrezept oder blauen Privatrezept in Papierform oder digital von Ärztinnen und Ärzten verschrieben werden. Cannabisrezepte können als E-Rezept in die Apotheke geschickt oder über eine App oder über die Krankenkassen-Versichertenkarte in der Apotheke aufgerufen werden. Die Übernahme der Kosten durch die Krankenkasse erfolgt weiterhin nach vorheriger Antragstellung. Die Festlegung der Facharztgruppen durch den G-BA, die ohne vorherige Antragstellung Cannabis verschreiben können, steht noch aus.

Dieses Buch gibt die aktuelle Rechtslage bis zum 7. Mai 2024 wieder.

Rechtslage in anderen Ländern

Für das Verständnis, wie andere Länder Cannabis zu medizinischen Zwecken einsetzen, ist dieser Blick über den Tellerrand interessant. Israel hat sich schon sehr früh mit der medizinischen Cannabistherapie beschäftigt und ist Vorreiter in der Durchführung von Studien, wovon wiederum alle Länder profitieren. Ein Pionier in der Forschung war der im März 2023 verstorbene Wissenschaftler Dr. Raphael Mechoulam,[16] der schon in den frühen 1960er-Jahren in Jerusalem die relevanten Wirkstoffe THC und CBD der Cannabispflanze isolieren und identifizieren konnte.

Länder	Rechtslage
Niederlande	Seit dem 1. Januar 2001 ist das Büro für medizinisches Cannabis (BMC)[17] als staatliche Stelle für die Versorgung mit Medizinalcannabis zuständig. Bis heute gibt es nur einen lizenzierten Anbauer in den Niederlanden. Das BMC übernimmt dessen Ernte, verkauft sie an Apotheken und stellt sie für den Export, zum Beispiel nach Deutschland, bereit. Die Ärzteschaft erhält ausführliche Informationen zu den verschiedenen Cannabisprodukten.
Colorado (USA)	Seit dem Jahr 2000 ist die medizinische Anwendung von Cannabis erlaubt.[18] Patienten werden registriert, der Arzt entscheidet über die Notwendigkeit der Therapie.
Kanada	Seit 2001 ist Cannabis als Medizin in Kanada verfügbar.[19] Bis 2013 kam Cannabis aus keinem lizenzierten Anbau. Erst im Juli 2013 verabschiedete das Parlament Regelungen zur Verfügbarkeit von Cannabis zu medizinischen Zwecken. Liegt eine ärztliche Verschreibung vor, können sich Patienten bei einem lizenzierten Anbauer registrieren lassen und von dort den Medizinalcannabis beziehen. Eine Abgabe in Apotheken ist nicht vorgesehen.[20]
Israel	Einsatz von Cannabis zu medizinischen Zwecken seit Anfang der 1990er-Jahre. 2007 wurde das erste staatliche Cannabisprogramm aufgelegt. Versorgung der Patienten mit Cannabis aus kontrolliertem Anbau, der staatlich kontrolliert wird. Anbau nur durch lizenzierte Produzenten.[21] Verschreibung findet über spezialisierte Ärzte statt, Abgabe über Apotheken.

Spanien	Der spanische Kongress der Abgeordneten hat im Juni 2022 die Regulierung von medizinischem Cannabis gebilligt. Wie in Portugal wurde Medizinalcannabis für Symptome wie Tumorschmerzen, Neuropathie, Epilepsie, Multiple Sklerose oder Endometriose zugelassen, immer mit ärztlicher Verschreibung und Abgabe in einer Apotheke.[22]
Österreich	Derzeit zugelassenes Arzneimittel mit Cannabiswirkstoffen ist das Fertigarzneimittel Sativex. THC als Reinsubstanz (Dronabinol) kann als sogenannte magistrale Verschreibung, das heißt als individuelle Zubereitung, direkt in der Apotheke abgeholt werden.[23]
Schweiz	Cannabis ist in der Schweiz als verbotenes Betäubungsmittel eingestuft. Das Verbot von Cannabis zu medizinischen Zwecken wurde jedoch im August 2022 aufgehoben. In der Schweiz kann ein Arzt Cannabisarzneimittel verschreiben als sogenannte »Magistralrezepturen«, die durch eine Apotheke hergestellt werden.[24] Cannabisarzneimittel werden vorwiegend verschrieben bei chronischen Schmerzzuständen, bei Multipler Sklerose oder anderen neurologische Krankheiten mit Spastiken und Krämpfen sowie bei Übelkeit und Appetitverlust während einer Chemotherapie.
Dänemark	Die Regierung hatte im Dezember 2017 beschlossen, dass Patienten ab 2018 medizinisches Cannabis auf Rezept durch den Arzt verschrieben werden darf. Das Parlament stimmte einem vierjährigen Versuch einstimmig zu. Gedacht war die Therapie für Patienten mit Multipler Sklerose, Rückenmarksschäden, begleitend in der Chemotherapie sowie für Schmerzpatienten.[25] Die dänische Arzneimittelbehörde (Danish Medicines Agency, DMA) hat im Januar 2022 das Pilotprogramm für medizinisches Cannabis verlängert. Ein neuer Leitfaden für Unternehmen legt fest, wie Cannabisprodukte in das dänische Pilotprogramm aufgenommen werden können.[26]
Australien, Neuseeland, Norwegen, Schweden, Finnland, Großbritannien, Brasilien und Argentinien	In diesen Ländern ist die ärztliche Verschreibung von Cannabis zu therapeutischen Zwecken erlaubt.[27]

Zusammenfassung

Das Verbot von Cannabis war nicht auf gesundheitliche Erwägungen gestützt worden. Viele wissenschaftliche Studien konnten die positiven gesundheitlichen Wirkungen der Cannabispflanze auf den Menschen belegen. Das Image von Cannabis in der Medizin wurde also völlig zu Unrecht zerstört. Cannabis hat sowohl in der Medizin als auch in der gewerblichen Nutzung eine viele Jahrtausende alte Geschichte, deren Erfahrungen in der heutigen Zeit wieder Eingang in die moderne Medizin und industrielle Nutzung der Pflanze findet. In vielen Ländern wird mit Cannabis therapiert und die Forschung zu den Einsatzmöglichkeiten als Medizin wird insbesondere in Ländern wie Israel oder Kanada vorangetrieben.

Geschichte des medizinischen Cannabis	
Erste Erwähnung: 2500–700 v. Chr.	• China
Medizinische Anwendung: 2500–700 v. Chr.	• Eurasien • Mesopotamien • Indien • Ägypten
Medizinische Verbreitung: 23–1200 n. Chr.	• Persien • Afrika • Rom • Griechenland
Medizinische Verbreitung: 1150–1640	• Hildegard von Bingen (*Physica – Liber simplicis medicinae*) • Leonhart Fuchs (*De Historia Stirpium*) • Garcia da Orta (*Coloquios dos Simples e Drogas da India*) • John Parkinson (*The Botanical Theatre of Plants*)

<table>
<tr><td>Medizinalcannabis:
1830–1940</td><td colspan="2">• Theodor Friedrich Ludwig Nees von Esenbeck (Plantae medicinales)
• Sir William Brooke O'Shaughnessy: schulmedizinische Anerkennung
• Irland/USA: erste Cannabistinktur
• 50 Prozent aller verkauften Arzneimittel in Europa und den USA enthalten Cannabis
• erfolgreicher Einsatz zur Behandlung der Opiatabhängigkeit</td></tr>
<tr><td rowspan="13">Medizinalcannabis:
1936–2024</td><td>1936</td><td>Verbot von Marihuana in den USA</td></tr>
<tr><td>1960</td><td>weltweites Anbauverbot</td></tr>
<tr><td>1963</td><td>Entdeckung und Isolierung von THC & CBD</td></tr>
<tr><td>1977</td><td>Entdeckung der antiepileptischen Wirkung von CBD</td></tr>
<tr><td>1990</td><td>Entdeckung des Endocannabinoidsystems</td></tr>
<tr><td>1993</td><td>Entdeckung des CB2-Rezeptors</td></tr>
<tr><td>1996</td><td>Erlaubnis von Medizinalcannabis in Kalifornien</td></tr>
<tr><td>2010</td><td>Lizensierung von Sativex</td></tr>
<tr><td>2011</td><td>Definition des Entourage-Effektes</td></tr>
<tr><td>2016</td><td>erster genehmigter Eigenanbau in Deutschland, Sondererlaubnis zum Bezug von Medizinalcannabis</td></tr>
<tr><td>2017</td><td>Gesetz zur Änderung betäubungsmittelrechtlicher und anderer Vorschriften</td></tr>
<tr><td>2019</td><td>Gesetz für mehr Sicherheit in der Arzneimittelversorgung</td></tr>
<tr><td>2024</td><td>Legalisierung des Freizeitkonsums zum 1. April 2024</td></tr>
</table>

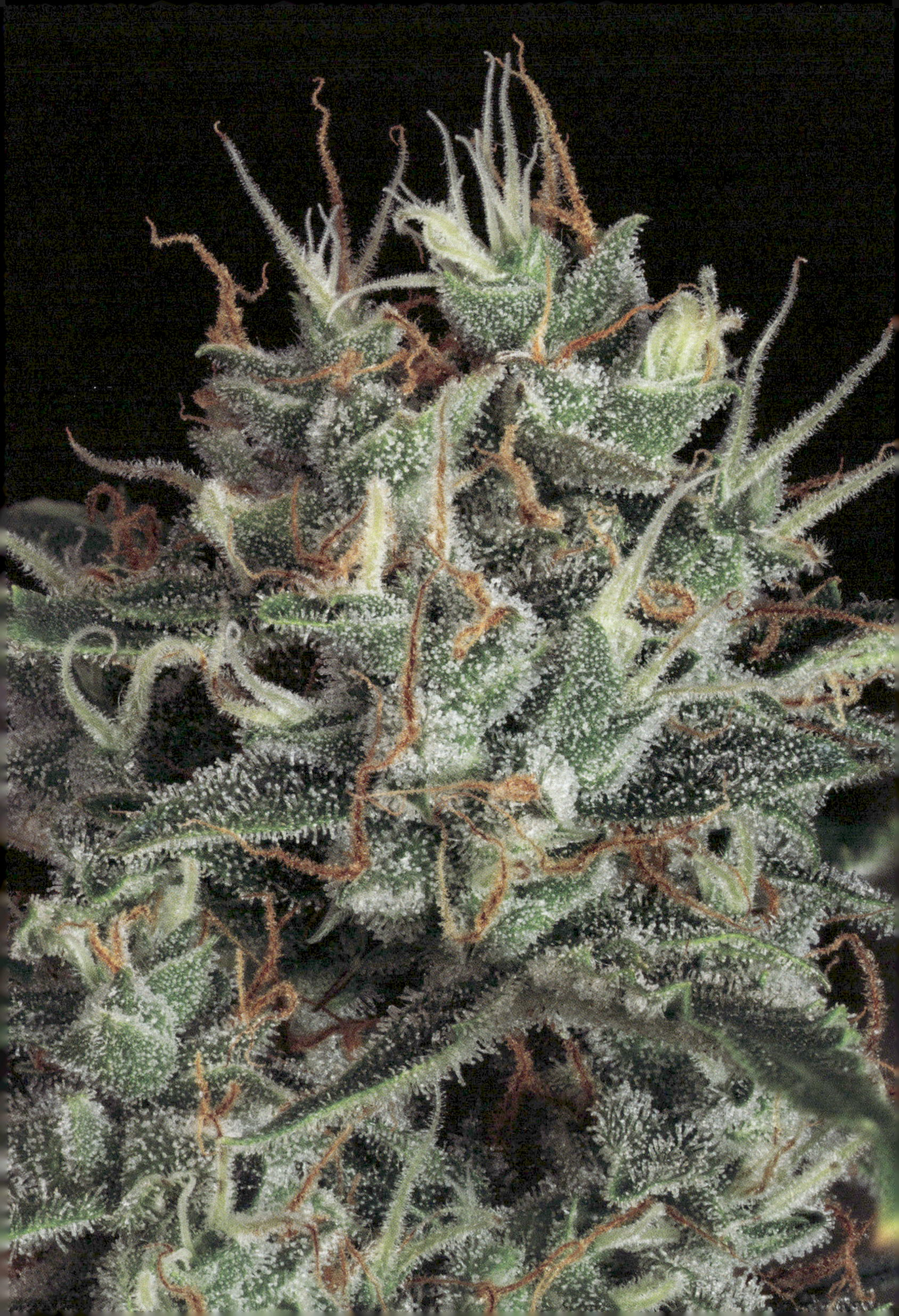

Kapitel 2
Cannabis – eine vielseitige Pflanze

Der Einsatz von Cannabis beschränkt sich nicht nur auf die medizinische Anwendung. Auch als Nutzpflanze hatte und hat Hanf eine sehr große Bedeutung und stellt einen umweltfreundlichen Rohstoff dar. Beim Anbau von medizinischem Cannabis müssen bestimmte Vorgaben erfüllt sein, um eine gleichbleibende Qualität zu sichern. Es erfordert sorgsamen Umgang und viel Know-how, angefangen bei der Genetik der Pflanze über Anbau und Ernte bis zum fertigen medizinischen Produkt. Nutzhanf unterliegt hingegen weniger strengen Richtlinien.

Hanf als wertvolles Naturprodukt

Der Ursprung der Cannabispflanze wird auf Zentral- und Südasien, insbesondere die Gebiete des heutigen China, Indien und Nepal, zurückgeführt. Cannabis ist eine der ältesten kultivierten Pflanzen und hat eine lange Geschichte der Verwendung zu verschiedenen Zwecken, wie im ersten Kapitel bereits dargestellt. Heute wird Cannabis weltweit angebaut und ist aufgrund seiner verschiedenen Verwendungen, einschließlich medizinischer, von großem Interesse.

Wir unterscheiden grundsätzlich zwei Typen von Cannabis, die auch als Chemotypen bezeichnet werden. Die klassische Marihuanapflanze oder auch »Rauschpflanze« bildet mehr Tetrahydrocannabinol (THC) als Cannabidiol (CBD) aus und verdankt dem Gehalt an THC seine berauschende Wirkung. Der Faserhanf, auch Nutzhanf genannt, hat eine hohe Konzentration an CBD und enthält nur sehr geringe Mengen THC, nämlich 0,3 Prozent.

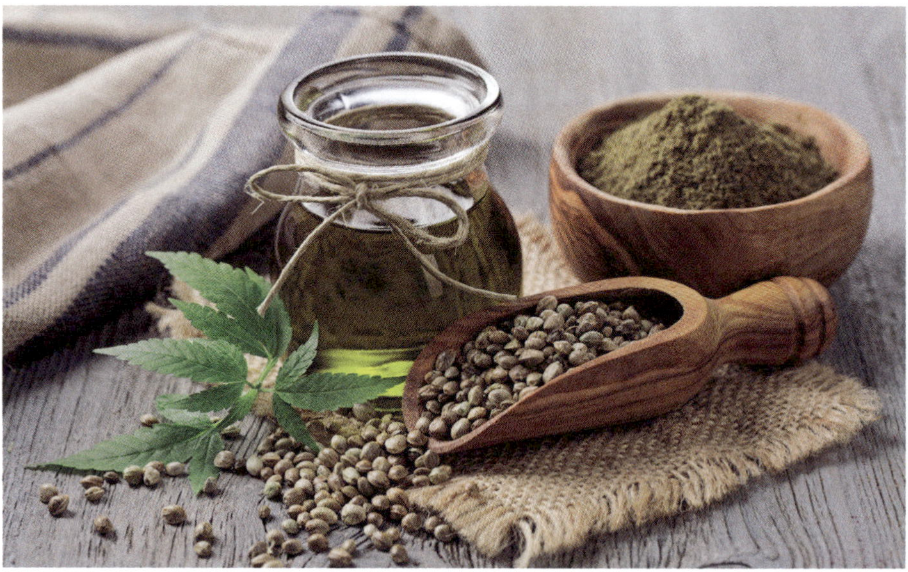

Hanf kann in vielen unterschiedlichen Formen verwendet werden.

Anbau

Cannabis (Hanf oder Marihuana) ist eine Pflanzengattung in der Familie der *Cannabaceae*. Zu dieser Gattung gehört auch der Hopfen (*Humulus*). Der Hanf ist eine einjährige, krautige, schnellwachsende Pflanze. Sie kann bis zu sechs Meter hoch werden. Hanf (*Cannabis sativa*) ist eine widerstandsfähige Pflanze, die in verschiedenen Klimazonen gedeihen kann. Die optimalen klimatischen Bedingungen können jedoch je nach Anbauzweck variieren, sei es für Fasern, Samen, CBD oder andere Anwendungen. Hanf ist anpassungsfähig und kann in einem breiten Temperaturbereich wachsen. Das ideale Temperaturspektrum liegt zwischen 18 und 27 Grad Celsius. Er kann jedoch auch bei höheren oder niedrigeren Temperaturen wachsen, solange die Bedingungen stabil sind. Allerdings ist er eine tageslichtabhängige Pflanze. Um ein gesundes Wachstum zu gewährleisten, benötigt Hanf viel Sonnenlicht.

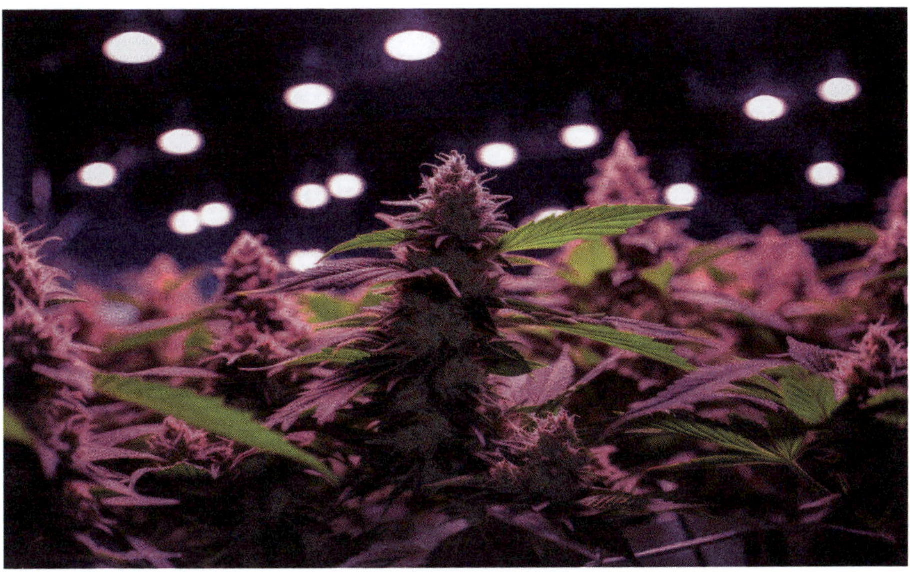

Die Lichtbedingungen sind für den Anbau wichtig.

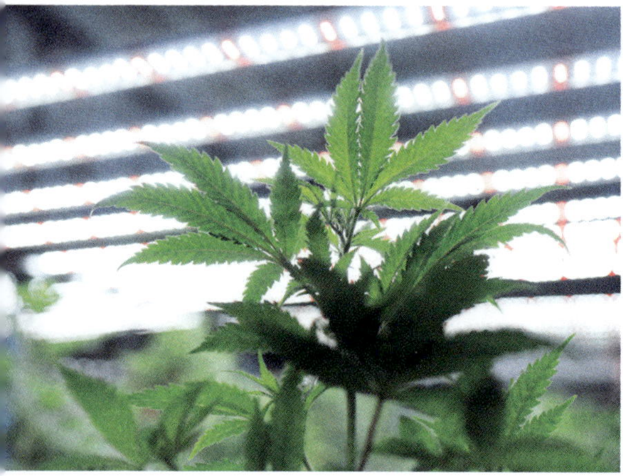

Indoor ist der Anbau leichter zu steuern.

Eine sonnige Lage und mindestens sechs Stunden direktes Sonnenlicht pro Tag sind ideal. Ist das Wachstum abgeschlossen, benötigen die meisten Sorten eine längere Dunkelheitsperiode, um zur Blüte zu gelangen. Die Anforderungen an die Tageslänge variieren je nach Sorte und Verwendungszweck. Der Indoor-Anbau ermöglicht eine präzisere Steuerung der Lichtzyklen und der Nährstoffzufuhr.

Eine große Rolle spielt auch die Luftfeuchtigkeit. Während der Keimung und des Wachstums benötigt Hanf moderate Luftfeuchtigkeit. In der Blütephase aber sollte sie niedriger sein, um Schimmelbildung zu verhindern. Auch dies ist im Indoor-Anbau leichter steuerbar. Im Outdoor-Anbau kann Wind von Vorteil sein, denn er trägt dazu bei, Schimmel- und Schädlingsprobleme zu reduzieren. Während der Wachstumsphase benötigt Hanf ausreichend Wasser. Trotz ihrer guten Anpassungsfähigkeit kann die Pflanze von einer guten Bodenbeschaffenheit profitieren. Am besten wächst sie in gut durchlässigen Böden mit einem pH-Wert zwischen sechs und sieben.

Die genauen Anforderungen können je nach Sorte und Verwendungszweck variieren. Der Indoor-Anbau verbessert die Kontrolle über die Umgebungsbedingungen und ermöglicht es, Hanf in Regionen mit suboptimalen klimatischen Bedingungen anzubauen. Der deutsche Anbau für Medizinalcannabis findet ausschließlich indoor statt.

Klassifizierung und Botanik

Bei Pflanzen unterscheidet man die Arten. Die Gattung Cannabis umfasst mehrere Arten, darunter *Cannabis sativa, Cannabis indica* und *Cannabis ruderalis.* Diese Arten unterscheiden sich in Bezug auf Wuchsform, Größe und chemische Zusammensetzung.

Cannabis-sativa-Pflanzen sind oft hoch und schlank mit langen, dünnen Blättern. Diese haben in der Regel ein helleres Grün und lange Blattfinger. Der Abstand zwischen den Blättern ist größer, was zu einem luftigen Erscheinungsbild führt. Die Blüten sind meist locker und länglich und haben eine geringere Dichte von Trichomen (Harzdrüsen). *Sativa*-Sorten stammen oft aus wärmeren Regionen und haben längere Blütezeiten.

Cannabis-indica-Pflanzen sind kürzer und buschiger als *Sativa*-Pflanzen, mit breiten Blättern. Diese haben kürzere Blattfinger und eine tiefere grüne Farbe. Die Abstände zwischen den Blättern sind kleiner, was zu einem fülligeren Erscheinungsbild führt. Die Blüten sind in der Regel dichter und kompakter, mit einer höheren Trichomendichte. *Indica*-Sorten stammen oft aus Bergregionen und haben kürzere Blütezeiten.

Cannabis-ruderalis-Pflanzen sind normalerweise kleiner und weniger robust als *Sativa* und *Indica.* Die Blätter ähneln denen der *Cannabis indica,* sind jedoch kleiner. *Ruderalis*-Pflanzen sind in der Regel sehr widerstandsfähig gegenüber kaltem Wetter und können kürzere Sommer überstehen. Diese Art kann unabhängig von der Tageslänge automatisch zur Blüte übergehen. Sie ist normalerweise die kleinste und am wenigsten kultivierte Pflanze der drei Arten.

Durch die Kreuzungen der Arten untereinander ist oft eine Unterscheidung in Aussehen und Anbau nicht ohne Weiteres möglich. Viele Pflanzen sind heutzutage Mischungen aus *Sativa*- und *Indica*-Genetik. Das Aussehen kann von Sorte zu Sorte stark variieren.

Die Blätter aller Cannabisarten sind handförmig und bestehen normalerweise aus fünf bis sieben gezähnten Blättchen. Die Blütenstände sind getrenntgeschlechtig, was bedeutet, dass es männliche und weibliche Pflanzen gibt. Die weiblichen Blütenstände sind dicht und harzreich, während die männlichen Blütenstände weniger harzreich sind und Pollen produzieren. Die Blüten von weiblichen Cannabispflanzen sind von großer Bedeutung, da sie das berauschende (psychoaktive) THC enthalten. Die Blüten können grün oder violett sein, abhängig von der Sorte.

Cannabispflanzen besitzen Harzdrüsen, die Cannabinoide und Terpene enthalten. Diese Drüsen sind auf den Blüten und Blättern zu finden. Das extrahierte Harz aus den Trichomen wird auch Hasch, Haschisch, Dope oder Shit genannt.

Es ist wichtig zu beachten, dass die Vielfalt von Cannabispflanzen durch Züchtung und Auswahl stark beeinflusst werden kann, wodurch eine breite Palette von Sorten mit unterschiedlichen Merkmalen und Eigenschaften entstanden ist. Im medizinischen Bereich gibt es aktuell in Deutschland über 200 zugelassene Cannabisblüten auf dem Markt. Je nach Hersteller werden die Blüten entweder in Deutschland angebaut oder aus dem Ausland importiert. Typische Anbauländer sind beispielsweise Kanada, Dänemark, Portugal oder Australien. Im Freizeitkonsumenten-Bereich ist die Anzahl unterschiedlicher Blütensorten noch größer.

Nutzhanf

Der Nutzhanf (*Cannabis sativa*) ist eine Variante des Hanfs, die für verschiedene industrielle und kommerzielle Zwecke angebaut wird. Im Gegensatz zu Hanfsorten, die für ihre psychoaktiven Eigenschaften geschätzt werden, hat Nutzhanf einen sehr geringen Gehalt an Tetrahydrocannabinol (THC). Der Wert darf bei Nutzhanf nicht mehr als 0,3 Prozent betragen.[28]

Die Pressestelle des Bundesamtes für Landwirtschaft und Ernährung hat Zahlen zum Anbau von Nutzhanf in Deutschland veröffentlicht. Im Jahr 2022 bauten 889 landwirtschaftliche Betriebe auf fast 7000 Hektar Nutzhanf an.[29] Beim Anbau von Faserhanf spielt das Geschlecht der Pflanzen keine Rolle, auf dem Feld stehen also weibliche und männliche Pflanzen direkt nebeneinander. Somit entwickeln sich die Blüten, wenn gewünscht, zu vollen Samen.

Durch seinen hohen Faseranteil von 30 bis 40 Prozent kann Nutzhanf vielseitig verwendet werden. Schon seit Jahrhunderten werden die Hanffasern aus dem Stängel des Nutzhanfs für die Herstellung von Textilien, Seilen, Schnüren, Leinwand und anderen Produkten genutzt. Hanffasern sind stark, langlebig und resistent gegen Schimmel und UV-Strahlung. Hanftextilien sind umweltfreundlich und biologisch abbaubar.

Des Weiteren werden Hanfsamen und deren Öl in Nahrungsergänzungsmitteln und Gesundheitsprodukten eingesetzt, denn sie enthalten unter anderem Proteine, Omega-3-Fettsäuren, verschiedene Vitamine und Mineralien. Aufgrund ihres hohen Nährstoffgehalts und ihrer potenziellen gesundheitlichen Vorteile erfreuen sie sich immer größerer Beliebtheit und werden nicht nur für Lebensmittel, sondern auch für Tierfutter verwendet. Durch seine feuchtigkeitsspendenden Eigenschaften und den Gehalt an Omega-Fettsäuren wird das Hanfsamenöl außerdem immer häufiger in Hautpflegeprodukten und Kosmetika verwendet.

Außer der schon genannten Nutzung kann Hanf auch für Biokraftstoff, Baumaterialien, Papier und Umweltanbau verwendet werden.[30] Hanfsamenöl kann zu Biodiesel verarbeitet werden, der als umweltfreundlicher Kraftstoff für Fahrzeuge verwendet werden kann.

Die Hanfschäben, also die faserigen Pflanzenteile, die bei der Verarbeitung anfallen, bestehen aus den äußeren Fasern des Hanfstängels und sind in der Regel nicht so wertvoll wie die inneren Fasern, die für die Herstellung von Textilien und Seilen verwendet werden. Diese Hanfprodukte können zu Baustoffen wie Hanfbeton verarbeitet oder auch als Gartenmulch verwendet werden. Diese Materialien sind leicht, isolierend und umweltfreundlich.

Hanffasern wurden historisch zur Herstellung von Papier genutzt. Hanfpapier ist langlebig und es kann ohne chemische Bleichmittel hergestellt werden und stellt somit eine nachhaltige Alternative zu herkömmlichen Papier dar. In der Landwirtschaft kann Nutzhanf als Zwischenfrucht angebaut werden, um den Boden zu verbessern und Schädlinge abzuschrecken. Er benötigt weniger Wasser und Pestizide im Vergleich zu einigen anderen Pflanzen. Nutzhanf hat also eine breite Palette von Verwendungsmöglichkeiten und schon in viele Bereiche Eingang gefunden.

Medizinalhanf

Der Anbau von Medizinalcannabis erfordert besondere Sorgfalt und Aufmerksamkeit, da Qualität und Reinheit des Endprodukts entscheidend für die medizinische Wirksamkeit sind. Für den Anbau werden hier ausschließlich weibliche Pflanzen genutzt, da sie die Blüten mit den Cannabinoiden, wie THC und CBD, produzieren. Die männlichen Pflanzen bringen in der Regel wenig bis gar keine Cannabinoide hervor und tragen stattdessen Pollen, welche die weiblichen Pflanzen befruchten können, woraufhin sie Samen ausbilden. Dies ist unerwünscht, da Samen die Qualität und Potenz der erzeugten Blüten beeinträchtigen können. Enthält Medizinalhanf Pollen oder Samen, gilt dies als Verunreinigung. Er darf dann nicht an Patientinnen und Patienten abgegeben werden. Daher ist es üblich, männliche Pflanzen früh zu identifizieren und zu entfernen, um sicherzustellen, dass die weiblichen Pflanzen nicht bestäubt werden und reine, cannabinoidreiche Blüten entwickeln. Die männlichen Pflanzen werden in einigen Fällen für die Züchtung verwendet, um neue Sorten zu kreieren. Züchter benötigen hierfür viel Erfahrung, spezielle Kenntnisse und Techniken.

Medizinalcannabis kann sowohl im Innen- als auch im Außenbereich angebaut werden. Die Anzahl der möglichen Ernten hängt von verschiedenen Faktoren ab, einschließlich der Anbaumethode, der Sorte, der Umweltbedingungen und der Sorgfalt, die dem Anbau gewidmet wird. Indoor kann alle zwei bis vier Monate, abhängig von der Sorte und den Bedingungen, geerntet werden. Im Gegensatz dazu ist beim Outdoor-Anbau meist nur eine Ernte pro Jahr möglich. Der Anbau im Innenbereich bietet mehr Kontrolle über Umgebungsbedingungen wie Licht, Temperatur und Luftfeuchtigkeit. Natürlich ist die richtige Beleuchtung entscheidend. Es werden oft hochwertige LED- oder Hochdrucknatriumdampflampen verwendet, um das Wachstum und die Entwicklung der Pflanzen zu fördern.

Außerdem muss sichergestellt sein, dass die Pflanzen ausreichend Wasser und die richtigen Nährstoffe erhalten. Über- oder Unterdüngung kann zu Problemen führen. Medizinalcannabis wird im Indoor-Anbau nicht auf Erde, sondern auf Steinwolle gesetzt. Die ist in der Regel steril und frei von Krankheitserregern, was das Risiko von Pflanzenkrankheiten reduziert. Die Pflanztöpfe sind mit Schläuchen verbunden, die über Tanks die Pflanzen mit gefiltertem Wasser und speziellen Nährstofflösungen versorgen. Diese Versorgung wird digital gesteuert und den jeweiligen Vegetationsperioden angepasst. Ein besonderes Augenmerk wird auf Schädlinge und Krankheiten gerichtet. Sollte etwas Ungünstiges bemerkt werden, müssen rechtzeitig Maßnahmen ergriffen werden, um gegenzusteuern. Biologische Schädlingsbekämpfungsmethoden über sogenannte Nützlinge werden bevorzugt angewendet. Nützlinge sind Insektenarten, die Schädlinge fressen, aber der Pflanze nicht schaden.

Der Zeitpunkt der Ernte ist entscheidend, da er den Cannabinoidgehalt und die Wirkstoffprofile beeinflusst. Die meisten Pflanzen werden geerntet, wenn die Trichome (Harzdrüsen) reif sind. Nach der Ernte müssen die Blüten sorgfältig getrocknet und ausgehärtet werden, um die Qualität zu erhalten und das Risiko von Schimmelbildung zu minimieren.

Der Medizinalcannabis wird in Laboren auf seinen Cannabinoidgehalt und mögliche Verunreinigungen, wie Schwermetalle oder Pestizide, getestet. Dadurch wird sichergestellt, dass er den medizinischen Standards entspricht. Um einen gleichbleibenden THC- und CBD-Gehalt zu erreichen, braucht man immer wieder die gleiche Genetik. Hierfür verwendet man Mutterpflanzen, aus denen dann Stecklinge erzeugt werden. Man schneidet von der Mutterpflanze kleine Äste ab und steckt sie in einen Topf mit Steinwolle und Nährlösung. Hat der Steckling Wurzeln ausgebildet, kann er umgepflanzt werden und zu einer erwachsenen Pflanze heranreifen.

Die Qualität und Ausbeute der Ernte hängt von den Anbaumethoden und der Erfahrung des Züchters ab. Der genaue Erntezyklus kann je nach den individuellen Umständen variieren.

Zusammenfassung

Hanf ist ein vielseitiges Naturprodukt, das sowohl medizinische als auch industrielle Anwendungen bietet. In der Medizin wird Cannabis seit Jahrhunderten bei unterschiedlichen Erkrankungen und Beschwerden eingesetzt. Der Anbau von Medizinalcannabis erfordert große Sorgfalt, um gleichbleibend gute Qualitätsergebnisse zu erhalten. Deshalb wird hier der Indoor-Anbau bevorzugt, der zuverlässiger zu kontrollieren ist. Wichtig ist hierbei der gleichbleibende Gehalt an THC und CBD sowie die sorgsame Überprüfung auf Schadstoffe, Pestizide, Schimmelpilze und Bakterien.

Auf der industriellen Seite bietet Nutzhanf eine Fülle von Anwendungen. Die Fasern des Hanfs können zur Herstellung von Textilien, Papier oder Baumaterialien verwendet werden und gelten als umweltfreundlichere Alternative zu herkömmlichen Materialien aufgrund ihres schnellen Wachstums und geringen Wasserbedarfs. Nutzhanf kann sogar als Treibstoff dienen. Hanfsamen sind eine reiche Quelle von Nährstoffen und können in Lebensmitteln wie Ölen und Proteinprodukten verwendet werden. Der nicht berauschende Hanf findet auch immer größere Beliebtheit in der Kosmetikindustrie.

Insgesamt ist Cannabis ein wertvolles Naturprodukt, das eine breite Palette von Anwendungen in der Medizin und Industrie bietet und aufgrund seiner vielfältigen Einsatzmöglichkeiten und Umweltvorteile zunehmend an Bedeutung gewinnt.

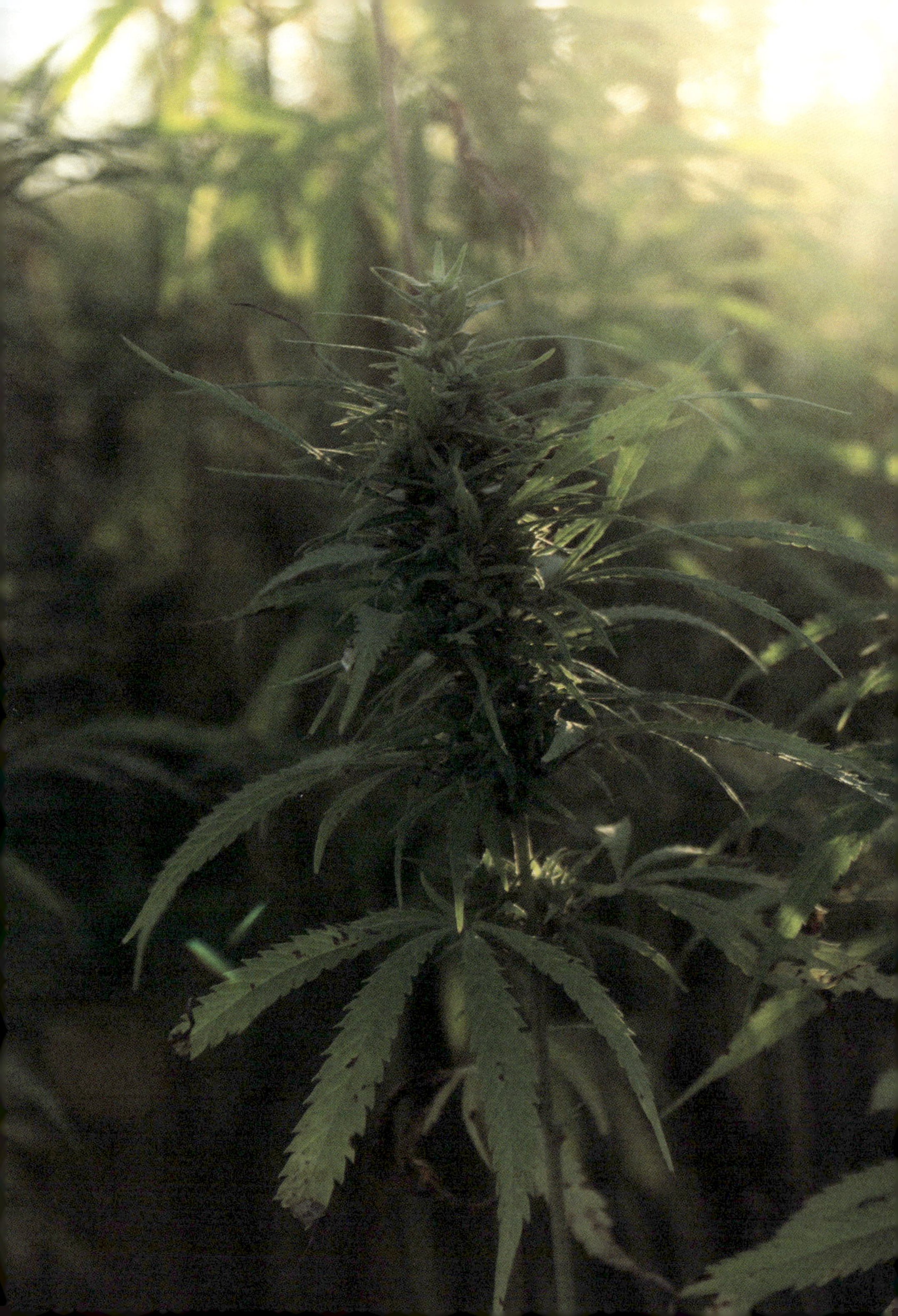

Kapitel 3
Die außergewöhnlichen Wirkstoffe der Hanfpflanze

Um zu verstehen, wie Cannabis heute in der modernen Medizin genutzt wird, ist es wichtig, einige Grundlagen zu unserem »körpereigenen Cannabissystem«, dem Endocannabinoid-System, und die Inhaltsstoffe des medizinischen Cannabis zu kennen. Viele moderne Mythen ranken sich um die Hanfpflanze, während sie als eine hochwertige und außergewöhnliche Heilpflanze genutzt werden kann.

Das Endocannabinoid-System

Die Hauptfunktion des Endocannabinoid-Systems (ECS) ist es, das Gleichgewicht (Homöostase) im Körper aufrechtzuerhalten. Besteht im Körper plötzlich ein stoffliches Ungleichgewicht, beispielsweise bei Stress, Schmerz, Stimmungsschwankungen, Appetitmangel, Schlafstörungen oder Entzündungsreaktionen, kann das ECS aktiviert werden, um diese Prozesse wieder ins Gleichgewicht zu bringen. Hierzu werden körpereigene Cannabinoide (Endocannabinoide) ausgeschüttet, die sich an die passenden Rezeptoren binden und damit die Aktivität der Nervenzellen regulieren. Darüber hinaus beeinflusst das Endocannabinoid-System auch die Aktivierung anderer Neurotransmitter wie GABA, Glutamat und Dopamin.

Ist das ECS erschöpft, kann der natürliche Regulierungsprozess nicht mehr stattfinden und es kommt zur Chronifizierung der Beschwerden. Hier setzen die externen Cannabinoide als therapeutische Möglichkeit an.

Das ECS ist ein faszinierendes körpereigenes biologisches System, das eine Schlüsselrolle bei der Regulation verschiedener natürlicher Lebensvorgänge einnimmt. Das ECS kann als Kommunikationssystem betrachtet werden, das zwischen Gehirn und Körper fungiert. Es reguliert unterschiedliche Prozesse im Organismus und beeinflusst so die Aufrechterhaltung des Gleichgewichts der normalen Körperfunktionen. Mittlerweile ist eine breite Palette an Funktionen und Wirkungsmechanismen bekannt.[31]

Das Endocannabinoid-System besteht aus drei Hauptkomponenten:

1. Endocannabinoide

Sie sind wichtige Botenstoffe, werden von unserem Körper (*endo-*) produziert und ähneln den Molekülen, wie sie auch in der Cannabispflanze (Cannabinoide) vorkommen. Im Gegensatz zu den meisten anderen

Neurotransmittern werden sie nicht in den Nervenzellen gespeichert, sondern erst bei Bedarf hergestellt. Zu den bekanntesten Endocannabinoiden zählen Anandamid (vom Sanskrit-Wort *Ananda* abgeleitet, was »Glückseligkeit« oder »Freude« bedeutet) und 2-Arachidonylglycerol (2-AG). Sie wirken auf dieselben Rezeptoren wie die Phytocannabinoide THC und CBD.

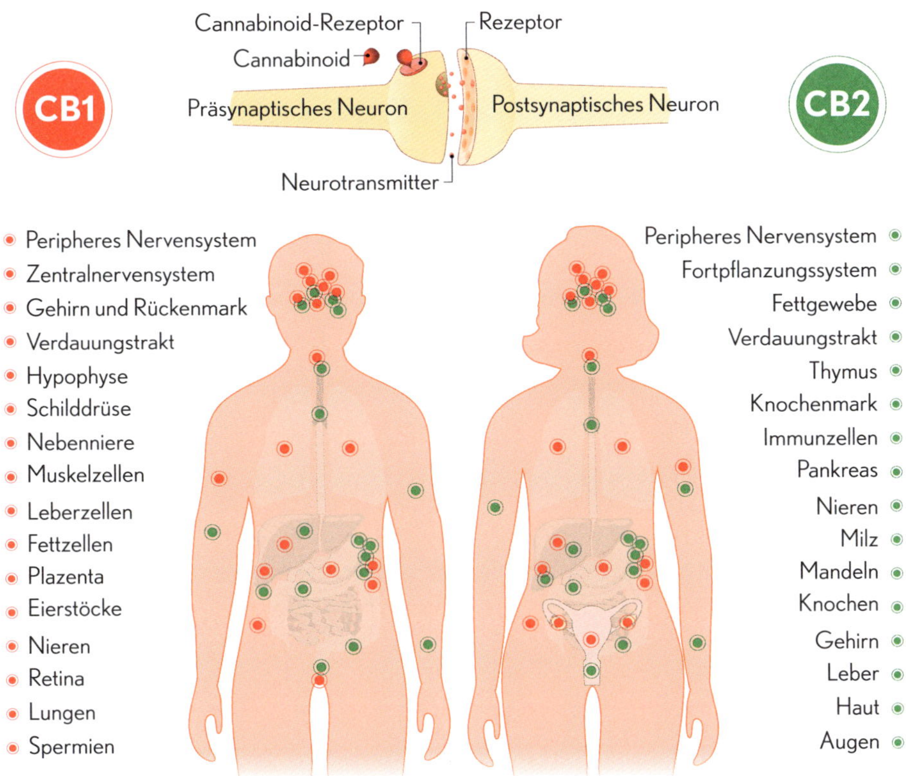

Schematische Darstellung der Lage der CB1- und CB2-Rezeptoren

Grundsätzlich muss zwischen folgenden Begriffen unterschieden werden:

- den körpereigenen Endocannabinoiden,
- den pflanzlichen Phytocannabinoiden, die in der Hanfpflanze vorkommen und
- den synthetischen Cannabinoiden, die künstlich hergestellt werden.

Mittlerweile sind etwa 200 endocannabinoidähnliche Substanzen bekannt. Cannabinoide aktivieren sogenannte Cannabinoid-Rezeptoren.

2. Rezeptoren

Rezeptoren sind Proteine oder Moleküle, die in Zellen vorkommen und dazu dienen, bestimmte Substanzen, wie Hormone, Neurotransmitter oder andere Signalmoleküle, zu erkennen und auf sie zu reagieren. Sie sind oft Teil von Signalübertragungssystemen im Körper und spielen eine entscheidende Rolle bei der Weiterleitung von Informationen zwischen Zellen. Wenn sich ein Molekül an einen Rezeptor bindet, kann es eine Reaktion in der Zelle auslösen oder modulieren, was zu einer Veränderung in der Zellfunktion führt.

Im ECS gibt es verschiedene Rezeptortypen. Die Cannabinoid-Rezeptoren sind meist G-Protein-gekoppelte Rezeptoren (GPCR), die sich auf der Oberfläche unserer Zellen finden. Diese Rezeptoren modulieren verschiedene Ionenkanäle und Signalwege innerhalb der Zelle.

Auch ohne jemals Kontakt zu einer Cannabispflanze gehabt zu haben, besitzt jeder menschliche Organismus Endocannabinoid-Rezeptoren. Diese befinden sich im ganzen Körper verteilt und können je nach Lage unterschiedlich reagieren und entsprechende Reaktionen hervorrufen. Die beiden am besten erforschten Cannabinoid-Rezeptoren sind CB1 und CB2.

CB1-Rezeptor: Eine besonders hohe Konzentration von Cannabinoid-1-Rezeptoren (CB1) ist in Hirnregionen zu finden, die beispielsweise die Bewegungssteuerung, die Informationsverarbeitung, Emotionen, den

Appetit oder das Schmerzempfinden regulieren. Außerdem finden sich CB1-Rezeptoren auch in Organen wie den Nieren oder dem Darm.

CB2-Rezeptor: Der Cannabinoid-2-Rezeptor (CB2) findet sich vorwiegend auf Zellen in unseren inneren Organen (zum Beispiel dem Gastrointestinaltrakt), im Immunsystem, in den Augen, im Fettgewebe und auf Zellen, die am Knochenauf- (Osteoblasten) und -abbau (Osteoklasten) beteiligt sind. Daneben finden sich CB2-Rezeptoren aber auch im zentralen und peripheren Nervensystem des Menschen.

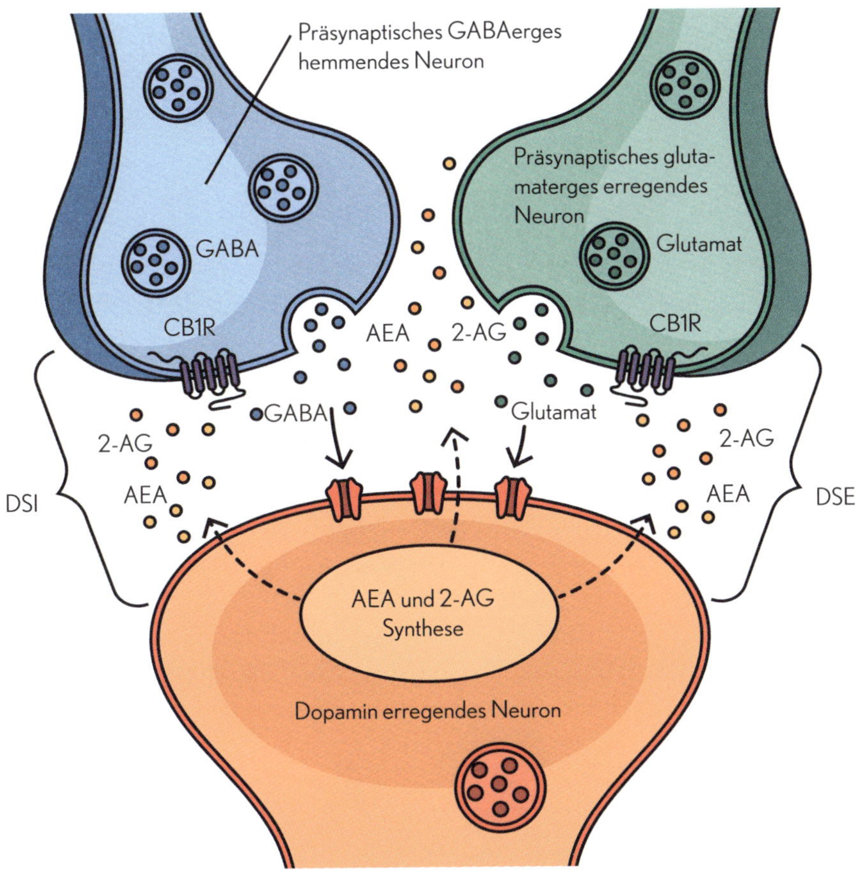

Neurotransmitter-Wechselwirkungen von Cannabinol mit Neuronenstruktur

3. Enzyme

Es gibt Enzyme, die für den Aufbau und den Abbau von Endocannabinoiden verantwortlich sind. Sie sorgen dafür, dass diese recycelt werden, sobald sie im Signalsystem nicht mehr gebraucht werden. Diese Regulierung ist entscheidend für die Aufrechterhaltung des Gleichgewichts der normalen Körperfunktionen und die Kontrolle verschiedener natürlicher Prozesse. Die Enzyme tragen also dazu bei, dass Endocannabinoide nicht zu lange im Körper verweilen und das Endocannabinoid-System effizient funktioniert.

Die Erforschung des Endocannabinoid-Systems ist noch nicht abgeschlossen und es werden immer wieder neue Komponenten entdeckt. Je besser wir dieses System verstehen, umso differenzierter können wir die Wirkstoffe medizinisch nutzen.

Die Wirkstoffe

Die der Cannabispflanze zugeschriebene biologische Aktivität ist im Wesentlichen auf die Phytocannabinoide Delta-9-Tetrahydrocannabinol (THC) und Cannabidiol (CBD) zurückzuführen. Bisher sind mehr als 100 Phytocannabinoide bekannt, die auch zur Regulierung oder Verstärkung der medizinischen Wirkung beitragen könnten, aber noch nicht detailliert wissenschaftlich untersucht sind. Hierzu gehören beispielsweise:

- CBN (Cannabinol): CBN ist ein Abbauprodukt von THC. Es soll eine schwächere psychoaktive Eigenschaft und beruhigende, entzündungshemmende und schmerzlindernde Wirkungen haben.
- CBG (Cannabigerol): CBG ist ein Vorläufermolekül für die Produktion von CBD, THC und anderen Cannabinoiden. Soweit bekannt, hat es keine psychoaktiven Effekte. Nach den wenigen vorliegenden Studien könnte es entzündungshemmende, neuroprotektive und sogar antimikrobielle Wirkungen haben.

Darüber hinaus finden sich in der Pflanze Terpene, Flavonoide, Phenolsäuren sowie Omega-3- und Omega-6-Fettsäuren, die unterstützend wirken und in einer bestimmten Konzentration auch eine Eigenwirkung (zum Beispiel: antioxidativ und entzündungshemmend) entfalten können.

Diese Inhaltsstoffe variieren in ihrer Zusammensetzung und Konzentration je nach Hanfsorte und Anbaubedingungen. Ihre Kombination und Wechselwirkung sind für die Gesamtwirkung von Hanfprodukten und den Entourage-Effekt (siehe Seite 54) verantwortlich.

Tetrahydrocannabinol (THC)

THC ist das bekannteste Cannabinoid. Der im Cannabis enthaltene Wirkstoff bindet sich ebenso wie endogene Cannabinoide an CB1-Rezeptoren und nimmt hierüber Einfluss auf Prozesse, die vom Cannabinoid-System gesteuert werden. THC verursacht unter anderem die Ausschüttung von Dopamin. Dopamin ist ein Neurotransmitter, der Signale zwischen Nervenzellen und Gehirn überträgt. Es spielt eine entscheidende Rolle im Belohnungssystem des Gehirns und beeinflusst auch andere Funktionen wie Motivation, Bewegungskoordination und Regulierung der Stimmung.

THC hat auch eine sogenannte glutamaterge Aktivität im Schmerzsystem. Glutamat ist für die Übertragung von Nervensignalen verantwortlich und spielt eine zentrale Rolle bei der Schmerzverarbeitung. Ein gesteigerter glutamaterger Einfluss kann zu einer verstärkten Schmerzempfindung führen und eine Fehlregulation wird mit chronischen Schmerzerkrankungen in Verbindung gebracht. THC kann über dieses System das Schmerzempfinden beeinflussen.

Während Endocannabinoide schnell wieder abgebaut werden, verbleibt THC länger im synaptischen Spalt, dem winzigen Zwischenraum zwischen zwei Nervenzellen. In diesem Spalt findet die Kommunikation zwischen den Nervenzellen statt. Dieser verlangsamte Abbau führt zu einer länger anhaltenden Aktivierung der Nervenzellen.

Hieraus ergeben sich vielfältige medizinische Wirkungen wie zum Beispiel die Verringerung von Übelkeit und Brechreiz, die Linderung von Schmerzen und Muskelkrämpfen, verbesserter Schlaf und Appetitanregung.

Cannabidiol (CBD)

Cannabidiol (CBD) ist ein nicht-psychoaktives Phytocannabinoid, das sowohl aus den Blüten als auch aus den Blättern der weiblichen Hanfpflanze gewonnen wird. Es wurde 1940 entdeckt und kommt in unterschiedlichen Konzentrationen und in diversen Kohlenstoffverbindungen als Säure vor.

Cannabidiol kann mit den CB1- und CB2-Rezeptoren unseres körpereigenen Endocannabinoid-Systems in den Nervenzellen und in den Zellen des Immunsystems interagieren. Dabei beeinflusst es eher auf indirekte Weise Cannabinoid-Rezeptoren über die Verlangsamung des Abbaus der Endocannabinoide.[32] Darüber hinaus wird auch eine Wirkung auf spannungsgesteuerte Ionenkanäle auf den Mitochondrien, den »Kraftwerken« unserer Zellen, angenommen. Diese Kanäle spielen eine Rolle im Kalziumtransport, was wichtig für die Übertragung von elektrischen Signalen in Nervenzellen ist.

Diese Eigenschaften des Cannabidiol tragen zu einer Vielzahl von positiven gesundheitlichen Auswirkungen bei, ohne einen High-Effekt wie THC zu verursachen.

Neben der Modifizierung von THC-Wirkungen haben Studien gezeigt, dass CBD in entsprechender Dosierung auch eine medizinische Eigenwirkung hat und nicht nur das allgemeine Wohlbefinden steigern und für eine wohltuende Balance im Alltag sorgen kann. Es kann auch ganz gezielt zur Linderung und Harmonisierung von körperlichen und seelischen Beschwerden beitragen. Allgemein fördert CBD die schnelle Regeneration nach außergewöhnlicher Belastung oder intensivem Sport. Besonders zu erwähnen ist die in Studien nachgewiesene antiepileptische Kompetenz, die für seltene Epilepsien des Kindesalters zur Zulassung eines Fertigarzneimittels (Epidiolex) geführt hat.[33,34] Andere Indikationen könnten chronisch-entzündliche Darmerkrankungen und affektive Störungen (zum Beispiel Depressionen oder Manie) sein. Hierfür gibt es jedoch zurzeit keine Zulassung als Arzneimittel.[35,36]

Reine CBD-Zubereitungen (ob als Öl, Tropfen oder Kapseln) dürfen einen THC-Gehalt von 0,2 Prozent nicht überschreiten.[37] CBD-Produkte werden auch in Drogeriemärkten als Kosmetika und in CBD-Shops gehandelt. Eine gesundheitsbezogene Auslobung ist hierbei aber nicht erlaubt. Im Vergleich zu den Anwendungen, die sich an medizinischen Studien orientieren, sind diese Produkte meist unterdosiert. Damit sie die richtige Konzentration und Reinheit für die gewünschte therapeutische Wirksamkeit haben, sollten sie daher auf einem Rezept verschrieben und durch eine Apotheke hergestellt werden.

Symptomwirkung	THC	CBD
antikonvulsiv	+	++
muskelrelaxierend	++	+
antinozizeptiv	++	+
sedierend	+	-
angstlösend	+	++
antidepressiv	++	+
antipsychotisch	-	++

Abnahme des Tränenflusses	+	-
Senkung des Augeninnendrucks	+	-
Tremorreduktion	+	-
antientzündlich	+	++
Spastikminderung	++	-
Appetitsteigerung	+	-
antiemetisch	++	+
bronchospasmolytisch	+	-
Verminderung der Speichelproduktion	++	-
Hemmung der Magensäureproduktion	++	+
Entspannung	+	++
antiagitativ	+	-

Die unterschiedlichen Wirkungen von THC und CBD.

Terpene im Hanf

Terpene sind organische Verbindungen, die in über 2000 Pflanzenarten vorkommen, wie zum Beispiel in Pfefferminze, Rosmarin, Eukalyptus, Zitronengras und Lavendel. Sie verursachen deren typischen Geruch oder Geschmack. Der Terpengehalt unterliegt natürlichen Schwankungen. Nachts bauen die Pflanzen Terpene in den Blüten auf und tagsüber werden sie langsam an die Umgebung abgegeben. Die Duftstoffe schützen die Pflanze vor Parasiten, schädlichen Insekten, Bakterien und Pilzen. Gleichzeitig locken sie bestäubende Insekten an. Jede Pflanze verfügt über eine einzigartige Terpenkombination – sie ist bei Pflanzen derselben Sorte jedoch ähnlich.

Wissenschaftler haben die Molekularstruktur von etwa 30 000 Terpenen identifiziert und charakterisiert. Sie bilden die größte Kategorie in der Pflanzenchemie. Terpenverbindungen werden auch von Pilzen, Algen und Bakterien produziert und häufig in der Biotech-, Lebensmittel- und Kosmetikindustrie eingesetzt.

Terpene können die Blut-Hirn-Schranke überwinden und entwickeln sich aufgrund ihrer pflanzeneigenen Aufgaben weiter. Es gibt Studien, die zeigen, dass diese Bestandteile auch den Dopamin- und Serotoninspiegel beeinflussen können. Dieser pharmakologische Effekt, der sich zum Beispiel in den entspannenden, beruhigenden, entzündungshemmenden oder schmerzlindernden Eigenschaften darstellt, wird in der Phyto- und Aromatherapie genutzt. Terpene können in Form von ätherischen Ölen über den Geruchssinn, über die Haut beziehungsweise Schleimhaut oder über den Magen aufgenommen werden.

Rund 200 der vielen chemischen Bestandteile im Cannabis gehören zur Gruppe der aromatischen Kohlenwasserstoffe – also der Terpene. Diese sind für den spezifischen Geschmack und Geruch der einzelnen Cannabisvarianten verantwortlich, in denen sie in sehr vielen Kombinationen vorkommen. Sie sind in den Blüten weiblicher, unbefruchteter Pflanzen besonders hoch konzentriert. Wie die Cannabinoide sind auch Terpene hauptsächlich im ausgeschiedenen Harz der Pflanze zu finden.

Menge und Zusammensetzung der Terpene einer Pflanze hängen von ihrer Genetik und den Anbaubedingungen ab. Deshalb ist es wichtig, darauf zu achten, ob das Produkt *cannabis derived*, also »von Cannabis abstammend«, oder *cannabis inspired*, also »von Cannabis inspiriert« ist.

Durch Verringerung der Beleuchtungszeit, Reduktion der Luftfeuchtigkeit und Temperatur kann die Terpenproduktion vor der Ernte angeregt werden. Allerdings können sich die Terpene bei zu langer Lagerung auch aus der Blüte verflüchtigen. Dies ist in öligen Extraktionen nicht der Fall.

Terpene	Wirkung	Aroma	Siede-punkt	sonstiges Vorkommen
Bisabolol	hautheilend entzündungshemmend antimikrobiell	süßlich blumig	153 °C	Kamille, Propolis
Nerolidol	entspannend antimykotisch	blumig fruchtig frische Baumrinde	145 °C	Ingwer, Teebaum, Jasmin, Lavendel, Orangenblüte
Guaiol	antibakteriell antimykotisch angstlösend	frisch, holzig, pinienartig	288 °C	Zypresse, Guaiacum
ß-Caryo-phyllen	entzündungshemmend sedierend krampflösend stressabbauend schlaffördernd schmerzlindernd angstlösend neuroprotektiv antimykotisch antibakteriell	würziger Geruch von Zimt, Nelken, Hopfen und Pfeffer, stark holzig	260 °C	Hopfen, Thai-Basilikum, Feigen, Zimt, Kümmel, Schwarzer Pfeffer, Rosmarin, Oregano, Gewürznelken
Linalool	entzündungshemmend angstlösend krampflösend entspannend sedierend antidepressiv schmerzlindernd	zitrusartig, würzig, blumig, süß	198 °C	Zitrusfrüchte, Lorbeer, Lavendel, Birke, Rosenholz, Minze, Rosen, Basilikum, Muskat, Zimt, Koriander

Humulen	appetitsenkend entzündungshemmend antibakteriell	würzig erdig holzig hopfig	168 °C	Koriander, Hopfen, Basilikum, Nelke, Oregano, Rosmarin, Schwarzkümmel, Lavendel, Zimt, Salbei
Myrcen	entzündungshemmend schmerzlindernd entspannend psychotrop neuroprotektiv	erdig, moschusartig, Duft nach Nelken, Zitrusfrüchten oder Kardamom	167 °C	Mango, Zitrusfrüchte, Lorbeer Balsamico, Geranien, Kräuter, Pfefferminze, Salbei, wilder Thymian, Hopfen, Eukalyptus, Zitronengras
Terpinolen	antibakteriell entspannend antioxidativ	fruchtig süße Limette, leicht blumig	186 °C	Kiefer, Wacholder, Petersilie, Rosmarin, Lindenblüten, Flieder, Teebaum, Apfel
Limonen	angstlösend antidepressiv entzündungshemmend schmerzlindernd stressabbauend stimmungsaufhellend entspannend antibakteriell pilztötend konzentrationsfördernd	frisches und pikantes Zitrusaroma	176 °C	Zitrusschale, Wacholder, Pfefferminze, Anis, Koriander, Sellerie, Rosmarin, Orangen

Terpene	Wirkung	Aroma	Siedepunkt	sonstiges Vorkommen
α-Pinen	entzündungshemmend antiseptisch entkrampfend antibakteriell schleimlösend angstlösend stimmungsaufhellend	pikant, süß, harzig, holzig, würzig, erdig	155 °C	Salbei, Petersilie, Dill, Rosmarin, Petersilie, Basilikum, Hopfen, Kreuzkümmel, Beifuß, Pinie, Kiefer, Zedernholz, Eukalyptus, Orangenschalen
1,8-Cineol	schleimlösend antibakteriell bronchienerweiternd entkrampfend entspannend	Eukalyptus und Minze, würzig und kühlend, wie Kampfer	175 °C	Lorbeerblätter, Eukalyptus, Teebaum, Basilikum, Rosmarin, Salbei
Terpinene	antibakteriell antioxidativ pilztötend entspannend	blumig, Pinienaroma	173 °C	Muskatnuss, Apfel, Teebaum, Flieder, Nadelbäume, Kreuzkümmel
Camphen	antibakteriell pilztötend	scharf riechend nach Tannennadeln und feuchter Erde	158 °C	Ingwer, Rosmarin, Rosskastanie, Salbei, Pfeffer, Wacholder, Ysop, Mutterkraut, Waldkiefer, Eukalyptus, Petersilie, Koriander, Lorbeer, Baldrian, Minzen, Thymian, Oregano, Muskatnuss

Geraniol	entspannend entzündungshemmend	süßer Pflanzen- und Blumenduft	229 °C	Geranie, Zitrone, Rose, Zitronengras, Passionsfrucht, Pfirsich
Ocimene	antibakteriell entspannend pilztötend antiviral antiseptisch abschwellend	süßer Duft mit einem Kräuter- und Holzaroma	158 °C	Minze, Petersilie, Pfeffer, Basilikum, Mango, Orchidee und Kumquat
p-Cymol	antibakteriell entzündungshemmend angstlösend schmerzlindernd pilzhemmend antioxidativ	scharf, aromatisch, nach Bohnenkraut	177 °C	Kreuzkümmelöl, Thymianöl, Oregano
3-Caren	entzündungshemmend schmerzlindernd pilzhemmend	starkes, süßes und erdiges, stechendes Aroma nach feuchtem Kiefernwald	172 °C	Kiefern, Pfeffer, Zitruspflanzen, Oregano, Thymian, Salbei, Kreuzkümmel, Fenchel, Kamille, Rosmarin

Der Entourage-Effekt

Der 1992 entdeckte Entourage-Effekt beschreibt die Zusammenarbeit der verschiedenen Cannabinoide und Terpene in der Cannabispflanze. Dies kann sowohl zu einer Verstärkung der pharmakologischen Wirkung (zum Beispiel auf den Schmerz) als auch zu einer Minderung von Nebenwirkungen (beispielsweise der psychoaktiven Effekte von THC) führen.

Man unterscheidet bei Cannabisprodukten Vollspektrum, Breitspektrum oder Isolate. Vollspektrum enthält die gesamte Palette an Cannabinoiden und Terpenen, einschließlich THC. Breitspektrum schließt THC aus, behält aber andere Verbindungen bei. Isolate enthalten nur ein spezifisches Cannabinoid, wie zum Beispiel CBD-Isolat. Die verfügbaren Vollspektrum- und Breitspektrum-Öle weisen aufgrund ihrer breiten Palette von Inhaltsstoffen den stärksten Entourage-Effekt auf.

Isolate haben hingegen keinen Effekt in Bezug auf die synergistische Zusammenarbeit mit anderen Verbindungen. Vereinfacht ausgedrückt: Die Wirkung der Pflanze ist größer als die Summe ihrer Bestandteile.

Zusammenfassung

In zahlreichen wissenschaftlichen Publikationen der letzten Jahre konnte die medizinische Wirkung von THC, CBD und Terpenen nachgewiesen werden. Der Schlüssel liegt jedoch nicht allein in den chemischen Verbindungen, sondern in der Wechselwirkung der Wirkstoffe (Entourage-Effekt). Die organischen, natürlich in der Cannabispflanze vorkommenden Verbindungen bieten einen großen therapeutischen Nutzen und werden seit 5000 Jahren von Kulturen auf der ganzen Welt aufgrund ihrer positiven Eigenschaften verwendet. Es fehlen jedoch Studien, die auch in Deutschland eine Zulassung als Fertigarzneimittel ermöglichen würden.

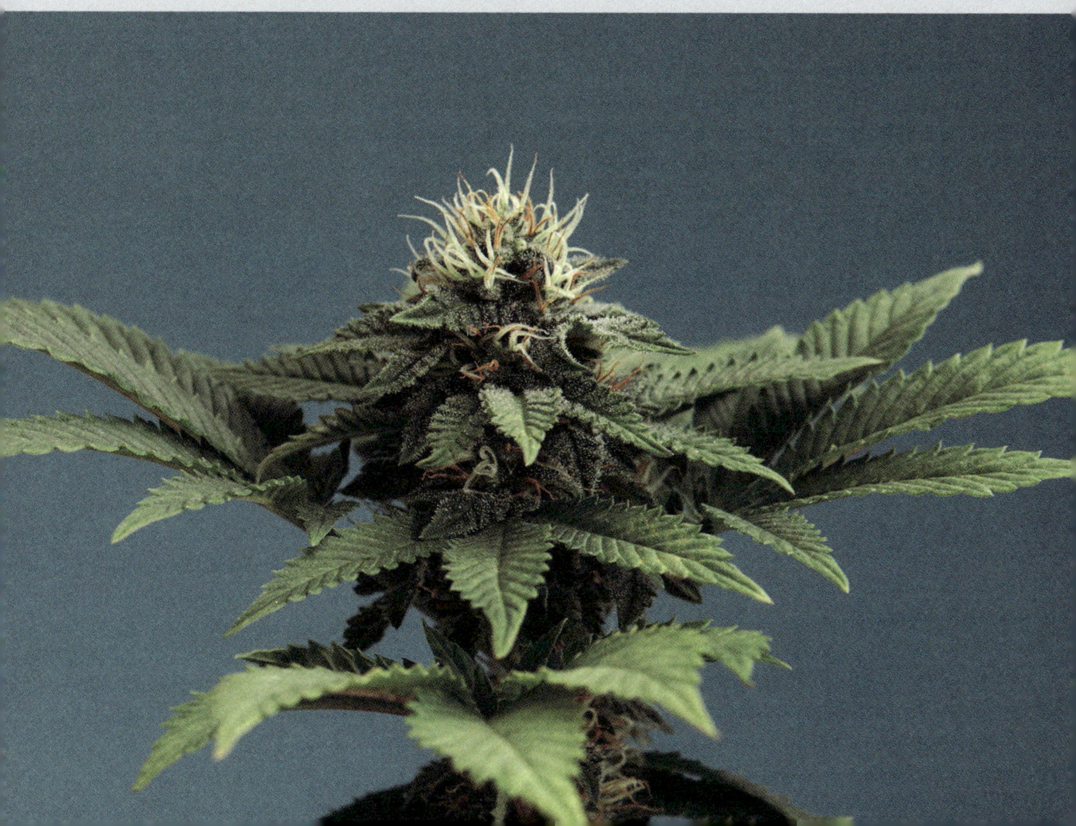

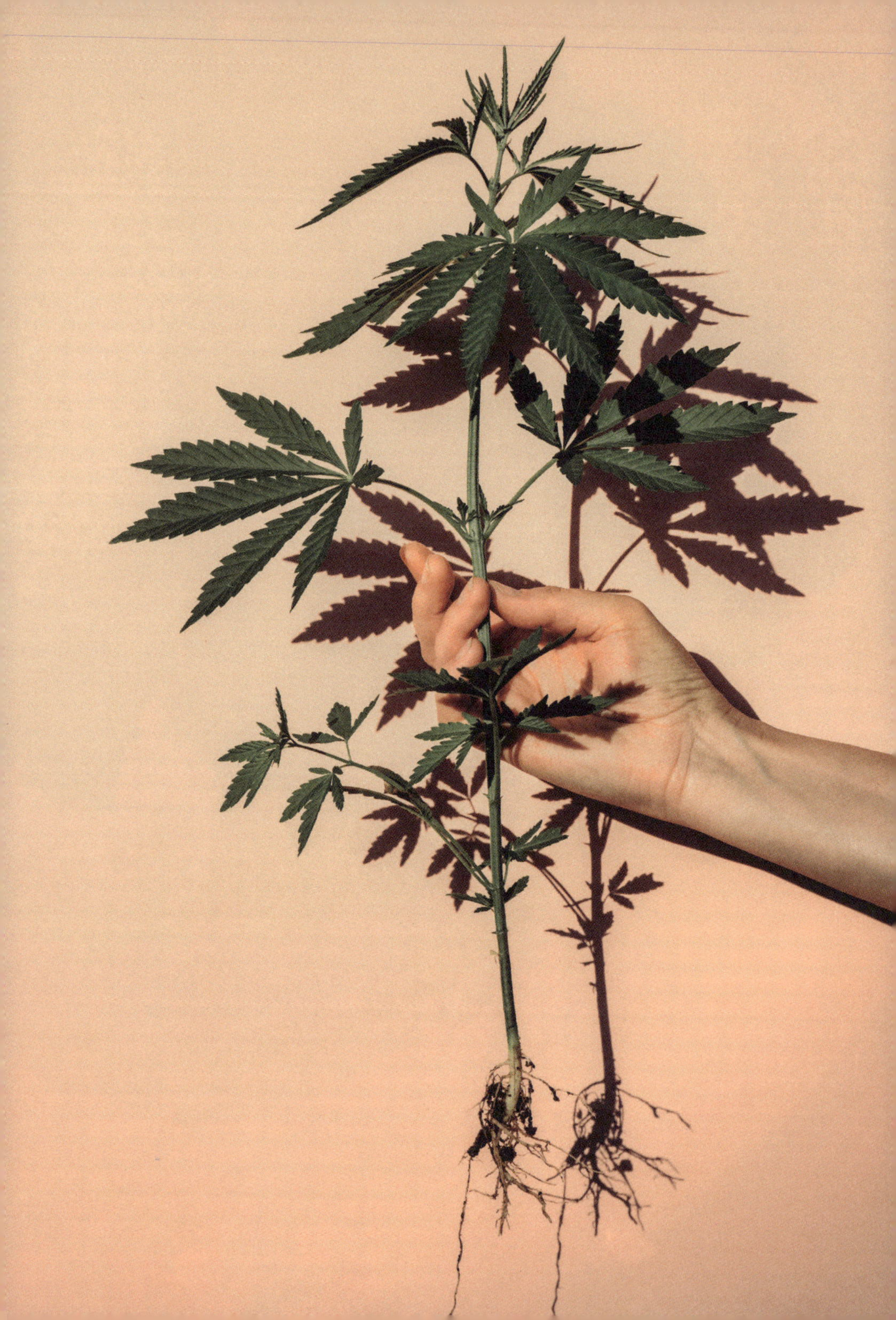

Kapitel 4
Nutzen und Risiken einer Cannabistherapie

Voraussetzung für die medizinische Nutzung des Cannabis ist natürlich, die Behandlungsmöglichkeiten zu kennen. Cannabis gibt es als Fertigarzneimittel und als Rezepturarzneimittel. Welche Anwendungsformen gilt es bei den unterschiedlichen Erkrankungen zu beachten und welche juristischen Fragen sind ebenfalls von Bedeutung, wenn mit Cannabis als Medizin therapiert wird?

Anwendungsformen von Medizinalcannabis

Medizinalcannabis wird meist als ein Rezepturarzneimittel verschrieben, das in der Apotheke hergestellt oder abgefüllt wird. Zusätzlich gibt es zwei zugelassene, auf Cannabis basierende Fertigarzneimittel, Sativex und Canemes. Fertigarzneimittel haben einen klar definierten Indikationsbereich. Die Anwendungsgebiete sind also genau festgelegt.

Allgemein gibt es bei Medizinalcannabis verschiedene Anwendungsformen wie oral, oromucosal und die Anwendung zur Inhalation. Bei der oralen Anwendung erfolgt die Aufnahme über den Mund. Das Arzneimittel wird also geschluckt und durchläuft die Magen-Darm-Leber-Passage. Bei der Inhalation erfolgt die Aufnahme der Wirkstoffe über die Lunge und gelangt so in den Blutkreislauf. Bei der oromucosalen Anwendung wird das Arzneimittel in den Mundraum gesprüht und soll von der Mundschleimhaut aufgenommen werden.

Fertigarzneimittel versus Rezepturarzneimittel

Zum besseren Verständnis soll hier der Unterschied zwischen einem Fertigarzneimittel und einem Rezepturarzneimittel erklärt werden. Medizinalcannabis als Rezepturarzneimittel wird individuell in der Apotheke für einen Patienten hergestellt oder abgefüllt. Die Grundlagen sind zum Beispiel Cannabisblüten oder -extrakte, die vor der Herstellung auf ihre Identität und Reinheit überprüft werden. Die Verpackung der Rezeptur wird dann von der Apotheke beschriftet mit dem Namen des Patienten, des Inhaltes, der Dosierungsanleitung und der Haltbarkeit des Arzneimittels.

Fertigarzneimittel hingegen sind bereits hergestellte und verpackte Medikamente, die ohne individuelle Anpassungen an verschiedene Patientinnen und Patienten abgegeben werden. Die Zulassung eines Fertigarzneimittels ist ein umfangreicher Prozess, der von Gesundheitsbehörden wie der Europäischen Arzneimittel-Agentur (EMA) oder der Food and Drug Administration (FDA) durchgeführt wird. Hierfür müssen bestimmte Voraussetzungen erfüllt werden, wie Qualität, Wirksamkeit, Sicherheit, Dokumentation, Herstellungsstandards und Pharmakovigilanz.

Voraussetzungen für die Zulassung eines Fertigarzneimittels	
Qualität	Das Arzneimittel muss den festgelegten Qualitätsstandards entsprechen, einschließlich der pharmazeutischen Herstellung und der eingesetzten Inhaltsstoffe.
Wirksamkeit	Es muss nachgewiesen werden, dass das Arzneimittel bei der vorgesehenen Anwendung wirksam ist. Klinische Studien sind oft notwendig, um dies zu belegen.
Sicherheit	Das Arzneimittel muss als sicher für die Anwendung beim Menschen gelten. Dies erfordert umfassende Sicherheitsstudien, um mögliche Nebenwirkungen zu identifizieren.
Dokumentation	Ein umfassendes Dossier, das alle relevanten Informationen zum Arzneimittel enthält, muss bei den Zulassungsbehörden eingereicht werden.
Herstellungsstandards	Die Herstellung des Arzneimittels muss den Standards von GMP (*Good Manufacturing Practice*) entsprechen.
Pharmakovigilanz	Es muss ein System zur Überwachung und Meldung von Arzneimittelnebenwirkungen etabliert sein.

Cannabisbasierte Fertigarzneimittel

Das Fertigarzneimittel Sativex ist für die Symptomverbesserung bei mittelschwerer bis schwerer Spastik aufgrund von Multipler Sklerose für Erwachsene zugelassen.[38] Der Inhaltsstoff ist ein Cannabisextrakt, der gleiche Anteile von THC und CBD enthält. Es wird als Spray in den Mundraum gesprüht und von der Mundschleimhaut aufgenommen. Diese Art der Anwendung führt zu einem schnellen Wirkeintritt, was für Patientinnen und Patienten mit einer Spastik wichtig ist.

Das Fertigarzneimittel Canemes wird als Kapsel für die Behandlung von Krebspatienten während einer Chemotherapie eingesetzt. Während einer solchen Therapie kommt es oft zu Übelkeit und Erbrechen. Zur Linderung dieser Nebenwirkungen wird Canemes eingesetzt, das die Krebsbehandlung damit weniger belastend macht.[39]

Der Vollständigkeit halber soll an dieser Stelle ein weiteres Fertigarzneimittel genannt werden, das nur CBD enthält. Epidyolex ist für bestimmte Formen der kindlichen Epilepsie für Kinder ab zwei Jahren zugelassen.[40] Es ist das einzige zugelassene CBD-Fertigarzneimittel. Erfahrene Ärztinnen oder Ärzte leiten die Behandlung ein und begleiten die schwerkranken Kinder bei der Therapie. Eine Verschreibung von CBD-Rezepturen für die innerliche oder äußerliche Anwendung durch einen Arzt oder eine Ärztin ist selbstverständlich auch möglich.

Cannabisrezepturen

Eine Rezeptur ist eine individuelle, vom Arzt verschriebene Zubereitung eines Arzneimittels, die speziell für einen bestimmten Patienten hergestellt wird. Dies geschieht, wenn keine Fertigarzneimittel geeignet oder verfügbar sind oder wenn eine spezifische Dosierung oder Darreichungsform benötigt wird. Rezepturen können in verschiedenen Formen wie Salben, Cremes, Kapseln, Tropfen oder anderen in der Apotheke hergestellt werden. Dadurch können die individuellen Bedürfnisse einer Patientin oder eines Patienten erfüllt werden, während zugleich Qualitäts- und Sicherheitsstandards eingehalten werden.

Aufnahmeformen von Cannabiszubereitungen

Es gibt unterschiedliche Arten, wie die medizinisch wirksame Pflanzenaufbereitung in den Körper und an die Stellen gelangen kann, wo sie wirken soll. Im Folgenden sind die wesentlichen aufgezeigt.

Orale Aufnahme

Für die orale Anwendung von Medizinalcannabis werden in der Apotheke Kapseln hergestellt und können dann von den Betroffenen geschluckt werden. Auch Tropfen oder Tinkturen werden oral aufgenommen.

Oral aufgenommenes Cannabis durchläuft den sogenannten *First-Pass*-Effekt in der Leber, bevor es in den Blutkreislauf gelangt. Die Cannabinoide wie THC und CBD werden im Darm aufgenommen und gelangen über die Pfortader in die Leber. Dort erfolgt der Großteil der Verstoffwechselung der Cannabinoide. Hier werden sie durch Enzyme in verschiedene Zwischenprodukte (Metaboliten) umgewandelt. Die metabolisierten Verbindungen gelangen schließlich in den Blutkreislauf und werden im Körper verteilt.

Diese Verstoffwechselung von Cannabinoiden kann dazu führen, dass sie andere pharmakologische Eigenschaften als die ursprünglichen Cannabinoide aufweisen. Der *First-Pass*-Effekt in der Leber beeinflusst die bioverfügbare Menge der aktiven Substanzen. Dies muss bei der Dosierung und für die Wirkung von oral aufgenommenem Cannabis beachtet werden.

Cannabis kann auch über essbare Produkte, wie Gebäck, Getränke oder Gummibärchen aufgenommen werden. Dies ist allerdings keine therapeutische Anwendungsform, die von ärztlichem Personal verschrieben wird.

Cannabis als Tee

Cannabis kann auch als Tee verabreicht werden. Hier sind grundlegende Schritte für die Zubereitung zu beachten. Das therapeutisch wichtige THC muss über Erhitzung aktiviert werden. Bei der Vaporisation geschieht dies über den Verdampfer. Bei Extrakten und Ölen erfolgt diese Aktivierung über den Herstellungsprozess. Bei einer Teezubereitung sollten die Blüten zuerst im Ofen erhitzt werden, um die Wirkstoffe zu aktivieren. Die Blüten können dann direkt ins Wasser gegeben werden und sollten eine Zeit lang aufgekocht werden. Da Cannabinoide fettlöslich sind, muss man dem Wasser Fett in Form von Öl oder Butter zufügen.

Die Wirkung von Cannabistee ist im Vergleich zu anderen Einnahmeformen, wie die Inhalation oder oral über Kapseln oder Tropfen, weniger intensiv. Die genaue Dosierung und Wirkung kann stark variieren. Deshalb wird Cannabis als Tee für eine therapeutische Anwendung eher selten verordnet.

Aufnahme über Inhalation

Die inhalative Aufnahme von Cannabis erfolgt mittels Verdampfer. Hierfür werden getrocknete Blüten der Cannabispflanze eingesetzt. Die Blüten werden zuerst mit einer Kräutermühle zerkleinert. Das passiert entweder in der Apotheke oder der Patient übernimmt das selbst. Dann wird die vorher abgewogene Menge in die Kapsel des Verdampfers eingefüllt. Der Verdampfer erhitzt die zerkleinerten Cannabisblüten auf eine Temperatur zwischen 190 und 220 Grad Celsius. Dadurch werden die Wirkstoffe auf eine schonende Art freigesetzt.

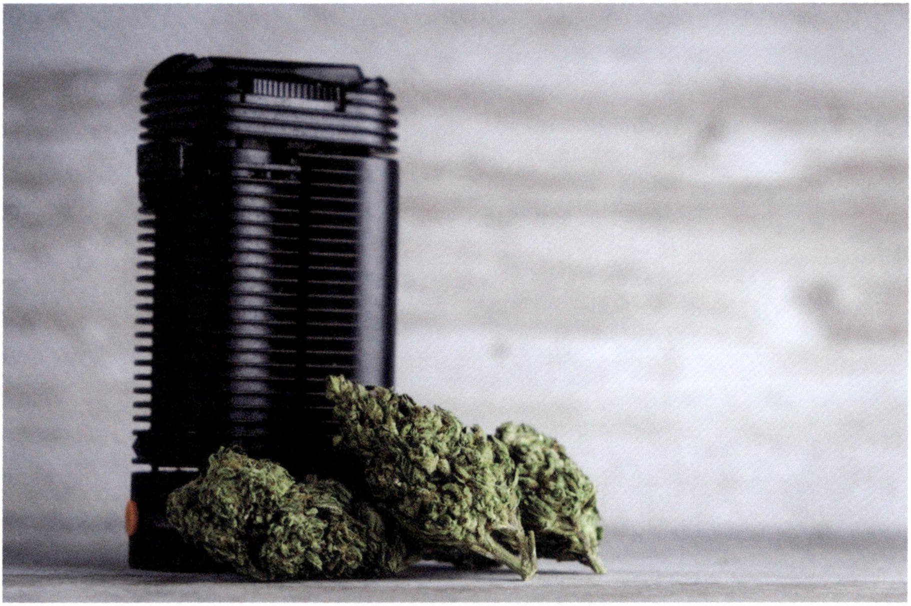

Ein Verdampfer macht die Cannabisblüten so nutzbar, dass ihre Wirkstoffe sehr schnell im Körper zu arbeiten beginnen.

Für die medizinische Anwendung von Cannabisblüten werden das Vermischen mit Tabak und das Rauchen nicht empfohlen, da durch die hohen Verbrennungstemperaturen von 400 bis 500 Grad Celsius schädigende Zerfallsprodukte entstehen.

Die bei der Inhalation eingeatmeten Wirkstoffe dringen durch die Atemwege bis zu den kleinen Bronchien und Lungenbläschen vor. Die Wirkstoffpartikel lösen sich in der dünnen Schleimhaut der Lungenbläschen auf. Aufgrund der großen Oberfläche und guten Durchblutung in der Lunge gelangt der Wirkstoff schnell ins Blut. Von dort werden die Cannabinoide zu den verschiedenen Organen und Geweben transportiert, wo sie ihre Wirkung entfalten. Die Aufnahme über die Lunge ermöglicht also eine schnelle Verteilung des Wirkstoffs im Körper und somit einen schnellen Wirkeffekt.

Weitere Anwendungsformen, die in der Apotheke hergestellt werden können, sind Zäpfchen und Salben.

Rezeptur	Wirkeintritt	maximale Wirkung	Dauer der Wirkung
Blüten zur Inhalation	innerhalb von Sekunden bis wenigen Minuten	nach etwa 20 Minuten	etwa 2 bis 3 Stunden
Kapseln/Tropfen	nach 30 bis 90 Minuten	nach 2 bis 4 Stunden	etwa 4 bis 8 Stunden
Sativex Spray	nach etwa 15 Minuten	nach etwa 2 Stunden	etwa 4 bis 6 Stunden

Pharmakologie der Cannabisprodukte

Aufnahme über die Haut

Untersucht werden zurzeit transdermale Applikationsformen, bei denen Cannabidiol (CBD) über die Haut aufgenommen wird. So könnten CBD-Öle zur äußerlichen Anwendung für die Behandlung chronischer, nicht krebsbedingter Schmerzen eingesetzt werden.[41] Eine weitere Studie untersucht die Möglichkeit der äußerlichen (topischen) Verabreichung von CBD bei Entzündungen und Schmerzen. Durch die äußerliche Arzneimittelanwendung wird die Verstoffwechselung über die Magen-Darm-Leber-Passage vermieden und es könnten konstantere Wirkspiegel im Körper erreicht werden als durch eine orale Aufnahme.[42]

Die äußerliche Anwendung von CBD-Ölen wird in Studien untersucht, ist allerdings noch nicht als Anwendungsform verbreitet.

CBD ohne Rezept

Der Vollständigkeithalber soll hier kurz auf CBD eingegangen werden, wie es in Drogerien und im Internet angeboten wird. Dieses Kapitel spiegelt den aktuellen rechtlichen Stand zum 7. Mai 2024 wider.

Es gibt zahlreiche Aussagen von Influencern, die CBD-Produkte als wahre Wunderwaffe für vielfältige Symptome und Erkrankungen anpreisen. Man findet zahlreiche CBD-Öle, -Mundwasser, -Mundsprays und vieles mehr. Diese Produkte sind in CBD-Shops, Drogerien und auch in der Apotheke erhältlich. Sie enthalten kein THC, sondern nur CBD, also Cannabidiol, welches im Gegensatz zu THC kein psychoaktiver Wirkstoff ist.

Öle, Mundwasser und Mundsprays dieser Art enthalten den Hinweis, dass sie nicht geschluckt werden dürfen. Dies hat einen rechtlichen Hintergrund, es fehlt die Novel-Food-Zulassung. Bis 1997 durften Lebensmittelunternehmer neuartige Lebensmittel ohne Beschränkungen vertreiben, eine Zulassung war nicht erforderlich. Seit Bestehen der EG-Verordnung (Verordnung des Europäischen Parlaments) müssen sie ein Zulassungsverfahren durchlaufen. Ziel der Novel-Food-Verordnung ist, Risiken durch noch nicht ausreichend bekannte Lebensmittel zu verhindern. Das bedeutet, dass alle Produkte, die nach 1997 in der EU neu zum Verzehr angeboten werden und bei denen vorher kein nennenswerter Verzehr vorlag, als neuartige Lebensmittel zugelassen werden müssen. Da dies bei den CBD-Produkten der Fall ist, müssen Unternehmen, die sie als Lebensmittel oder Nahrungsergänzungsmittel auf den Markt bringen wollen, eine Novel-Food-Zulassung beantragen. Bis zum jetzigen Stand gibt es aber noch keine Novel-Food-Zulassung für CBD in Lebensmitteln oder Nahrungsergänzungsmitteln. Aus diesen rechtlichen Gründen muss auf CBD-Ölen, -Mundwassern und -Mundsprays der Hinweis stehen: »Zum Verzehr nicht geeignet.« Dagegen ist alles erlaubt, was Hanfsamenöl enthält, wie Salatöle, Bonbons, Hanfschokolade oder Kapseln.

Kosmetik mit CBD-Extrakten oder Isolaten ist verkehrsfähig. Ob Kosmetika allerdings einen therapeutischen Nutzen haben, ist fraglich. Sowohl Kosmetika als auch Nahrungsergänzungsmittel dürfen keine Heilversprechen machen. Sie dienen lediglich der Hautpflege oder haben im Fall von Nahrungsergänzungsmitteln einen unterstützenden Effekt auf die normalen Körperfunktionen. CBD-Blüten sind in der derzeitigen Rechtslage nicht verkehrsfähig.[43] Unbearbeitete oder bearbeitete (zum Beispiel getrocknet, zerkleinert) Nutzhanfpflanzenteile sind vom Betäubungsmittelgesetz ausgenommen, wenn der Verkehr mit ihnen ausschließlich gewerblichen oder wissenschaftlichen Zwecken dient, die einen Missbrauch zu Rauschzwecken ausschließen, womit die Abgabe an Endverbraucher unzulässig ist.

Nebenwirkungen und Risiken

Medizinischer Cannabis wird in der Regel gut vertragen, dennoch ist auf mögliche Nebenwirkungen und Risiken zu achten. Unerwünschte Nebenwirkungen können nach dem Konsum hoher Dosierungen auftreten, zu Beginn der Therapie oder wenn die Arznei in Kombination mit anderen Substanzen eingenommen wird, die die Wirkung verstärken, wie beispielsweise Alkohol oder gewisse Medikamente. Die Nebenwirkungen sind meistens vorübergehend und oft von der Höhe der Einstiegsdosierung abhängig. Daher sollte die erste Einnahme in Anwesenheit einer Vertrauensperson und niedrig dosiert erfolgen und anschließend über mehrere Tage beibehalten werden, um möglicherweise auftretende Nebenwirkungen beobachten zu können. Danach kann eine langsame Steigerung erfolgen, bis die optimale Dosierung ermittelt ist. Als Faustregel gilt: *Start low, go slow.*

THC und CBD haben unterschiedliche Nebenwirkungen. Durch die Kombination beider, auch mit anderen Phytocannabinoiden oder Terpenen, können Nebenwirkungen reduziert werden.[44]

Wenn bereits Medikamente eingenommen werden, ist der Cannabis verordnende Arzt darauf hinzuweisen, da THC und CBD wie bereits angedeutet Wechselwirkungen mit diesen Medikamenten haben können. Sie können sich in einer gegenseitigen Wirkungsabschwächung oder Wirkungssteigerung zeigen. Die häufigen akuten Nebenwirkungen hoher Cannabisdosen treten sehr schnell nach dem Konsum auf.

Die häufigsten Nebenwirkungen	
THC	**CBD**
Mundtrockenheit	Erhöhung der Leberwerte
Schwindel	Müdigkeit
Aufmerksamkeits- und/oder Gedächtnisstörung	Durchfall
gesteigerter Appetit	Appetitmangel
Müdigkeit	Unwohlsein
Gangunsicherheit	Pruritus (Juckreiz der Haut)
Antriebsmangel	Erythem
Steigerung der Herzfrequenz	Angioödem
Angststörungen, Halluzinationen, Desorientiertheit	Gefühl trockener Augen
Wechselwirkung mit anderen Medikamenten	Wechselwirkung mit anderen Medikamenten

Wie bei allen anderen Medikamenten ist auch medizinischer Cannabis nicht ganz harmlos. Es gibt Risiken. Deshalb ist vom Konsum von Cannabis aus therapeutischen Gründen ohne medizinische Betreuung zurzeit dringend abzuraten. Die wichtigsten Risikofaktoren werden nachstehend kurz besprochen.

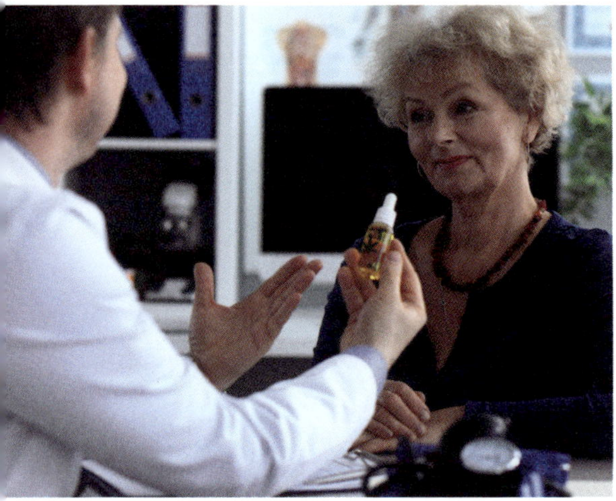

Die Risiken und Nebenwirkungen einer Cannabistherapie sollten stets abgewogen werden.

Alter

Die chronische Zufuhr von THC in der Pubertät kann zu dauerhaften kognitiven Einschränkungen führen, da sie die Hirnentwicklung beeinträchtigen kann. Daher wird auch die medizinische Anwendung nur in ärztlich begründeten Ausnahmefällen bei Patientinnen und Patienten vor dem 23. Lebensjahr befürwortet. Hingegen belegen Studien, dass Cannabinoide auch im höheren Lebensalter noch gut vertragen werden.

Psychose

Patientinnen und Patienten mit einer nachgewiesenen psychotischen Erkrankung (insbesondere Schizophrenie und bipolare Störung) müssen umfassend psychiatrisch betreut werden, wenn eine Cannabistherapie durchgeführt wird, insbesondere bei sehr hohen THC-Dosierungen.

Herzerkrankungen

Cannabinoide können eine starke, wenn auch vorübergehende Wirkung auf die Herzfrequenz und den Blutdruck haben. Patientinnen und Patienten, die Herzmedikamente einnehmen und/oder eine Vorgeschichte von Herzerkrankungen haben, sollten Cannabis nur unter ärztlicher Aufsicht verwenden.

Schwangerschaft und Stillzeit

Die Verwendung von Cannabis während der Schwangerschaft kann vermutlich die Entwicklung des Fötus beeinträchtigen. Außerdem können gewisse Bestandteile des Cannabis, einschließlich THC, in die Muttermilch gelangen. Aus diesen Gründen wird von der Verwendung von Cannabis zu medizinischen Zwecken sowohl während der Schwangerschaft als auch in der Stillzeit abgeraten.

Lebererkrankungen

Menschen mit vorbestehenden Lebererkrankungen sollten während einer Cannabistherapie engmaschig ärztlich beobachtet werden. Cannabinoide werden über ein Enzymsystem in der Leber abgebaut, was zu Wechselwirkungen mit anderen Medikamenten führen kann. Hierdurch ist auch eine Schädigung der Leber möglich. Nach der aktuellen Studienlage kann es insbesondere unter dem Einfluss von CBD zu einer Leberenzymerhöhung und Zunahme der arzneimittelbedingten Leberschäden kommen.

Die Frage der Abhängigkeit

Langzeitdaten zeigen, dass die Gefahr einer Cannabisabhängigkeit bei medizinischer Nutzung in der Regel minimal ist. Die empfohlene Dosierung zu medizinischen Zwecken ist häufig geringer als bei der Verwendung als Freizeitdroge. Auf eventuelle Suchtproblemen in der Vergangenheit sollte der Arzt jedoch unbedingt hingewiesen werden.

Überdosierung

Es liegen keine Nachweise dafür vor, dass der Konsum von medizinischem Cannabis primär lebensbedrohlich sein könnte. Die theoretisch tödliche Dosis liegt in einem Bereich, der unmöglich konsumiert werden kann.

Bei einer Überdosierung einer einzelnen THC-Gabe können jedoch Nebenwirkungen wie Angstzustände, akute psychotische Episoden, Panikattacken, Herz-Kreislauf-Probleme und innere Unruhe auftreten.

Gesetzliche Bestimmungen

Die Verwendung von Medizinalcannabis unterliegt nationalen und internationalen rechtlichen Regelungen, die primär zum Schutz anderer Menschen erlassen wurden. In diesem Abschnitt wird der aktuelle Stand vom 7. Mai 2024 hierzu wiedergegeben. Die Gesetzeslage wurde in den zurückliegenden Jahren immer wieder angepasst und aktualisiert. Es ist daher wichtig, sich gegebenenfalls vor der Verwendung von Cannabis über die aktuellen geltenden Gesetze und Bestimmungen in der eigenen Region oder am Zielort einer Reise zu informieren.

Fahrtauglichkeit

Auch wenn Sie Ihr Cannabismedikament ordnungsgemäß einnehmen, kann es vorkommen, dass Ihr Reaktionsvermögen so weit beeinträchtigt ist, dass eine Teilnahme am Straßenverkehr für Sie und andere gefährlich werden könnte. Bei Auffälligkeiten und Beschwerden wie Schwindel, Übelkeit oder einer unsicheren Fahrweise sowie in der Einstellphase einer Cannabistherapie ist daher vom Führen eines Kraftfahrzeuges oder einer Maschine grundlegend abzuraten.

Jeder Mensch ist verpflichtet, vor Fahrtantritt selbst zu beurteilen, ob er sich in der Lage fühlt, am Straßenverkehr teilzunehmen. Insbesondere bei einem Mischkonsum von Cannabis mit Alkohol ist regelmäßig davon auszugehen, dass dies nicht der Fall ist.

Im Allgemeinen ist bei bestimmungsgemäßer Einnahme von Cannabisarzneimitteln grundsätzlich eine aktive Teilnahme am Straßenverkehr möglich. Dies gilt allerdings nur, wenn Cannabis tatsächlich ausschließlich aufgrund einer ärztlichen Verschreibung eingenommen wird.

In einem solchen Fall raten wir Ihnen, beim Autofahren einen entsprechenden Patientenausweis und eine abgestempelte Rezeptkopie mitzuführen, um die medizinische Einnahme bei einer Polizeikontrolle belegen zu können.

Im Zweifelsfall kann auch bei einer ärztlich verordneten Therapie mit Cannabis ein Sachverständigengutachten erforderlich werden. Die Beurteilung der Fahreignung muss dabei individuell erfolgen. Verkehrsmedizinisch müssen die Erkrankung, ihre Symptome, die medikamentenspezifischen Auswirkungen und die ärztliche Überwachung der Einnahme erfasst werden. Verkehrspsychologisch gilt es, die individuelle Leistungsfähigkeit, die Fähigkeit zur Kompensation von Leistungseinschränkungen, die Compliance des Patienten gegenüber der Therapie, die Fähigkeit zur Risikoeinschätzung sowie die Gefahr der missbräuchlichen Einnahme zu bewerten.

Bei einer Polizeikontrolle oder einem Unfall kann ein erhöhter Wirkstoffspiegel von THC ungünstig bewertet werden. Diese Gefahr besteht, anders als bei der Einnahme als Tropfen oder Kapseln, vor allem bei der Inhalation von Cannabis.

Cannabis im Straßenverkehr

Es gibt Umstände im Zusammenhang mit Cannabis, durch die man sich im Straßenverkehr strafbar machen kann. Gemäß Straßenverkehrsordnung können Verstöße geahndet werden durch:

1. Ordnungswidrigkeitsverfahren (§ 24a StVG – Ordnungswidrigkeitenrecht):

Ordnungswidrig handelt, wer unter der Wirkung eines in der Anlage zu dieser Vorschrift genannten berauschenden Mittels (wozu Cannabis gehört) im Straßenverkehr ein Kraftfahrzeug führt. Eine solche Wirkung liegt vor, wenn ein bestimmter Grenzwert im Blut überschritten wird (aktuell mehr als ein Nanogramm THC pro Milliliter Blut) oder Auffälligkeiten bestehen, die auf den Konsum zurückzuführen sind.

2. Strafverfahren (§§ 316, 315c StGB – Strafrecht):
Den Tatbestand des § 315c (Gefährdung des Straßenverkehrs) verwirklicht, wer ein Fahrzeug im Straßenverkehr führt, obwohl er infolge [...] berauschender Mittel dazu nicht in der Lage ist und dadurch Leib oder Leben eines anderen Menschen oder fremde Sachen von bedeutendem Wert (Beispiel: Straßenlaterne) gefährdet. Die Fahrunsicherheit muss aufgrund von Ausfallerscheinungen festgestellt werden und sich auf das Fahrverhalten ausgewirkt haben. Tatbestandlich wird hier nicht zwischen Cannabis als Rauschmittel oder Medikament unterschieden.

3. Entzug der Fahrerlaubnis (§§ 11, 13 und 14 – Anlage 4 Fahrerlaubnis-Verordnung):
Die Fahrerlaubnis kann im Zusammenhang mit Cannabis entzogen werden, sofern durch die Einnahme der Medikamente die Eignung zum Führen von Kraftfahrzeugen beeinträchtigt ist und dennoch nicht darauf verzichtet wird, einen Pkw oder ein anderes Verkehrsmittel zu steuern.

Führen von Sportbooten

Auch in diesem Bereich ist wichtig zu wissen: Erweist sich der Inhaber, die Inhaberin einer Fahrerlaubnis zum Führen von Sportbooten unter einer Cannabistherapie als untauglich, ist ihm oder ihr diese Erlaubnis zu entziehen. Bestehen Zweifel an der Tauglichkeit, kann die Vorlage eines amts- oder fachärztlichen Zeugnisses verlangt werden.

Führen eines Flugzeuges

Ob der Entzug einer Fluglizenz droht, hängt von den Ergebnissen der regelmäßig stattfindenden Tauglichkeitsuntersuchung, je nach einschlägiger Tauglichkeitsklasse 1 oder 2, ab. Für Berufspiloten oder -pilotinnen gilt zusätzlich eine psychologische Beurteilung und systematische und stichprobenartige Tests, bei denen die Flugbesatzung und die Flugbegleiter dahingehend auf psychoaktive Substanzen getestet werden, ob sie weiterhin flugmedizinisch tauglich sind.

Waffenbesitzkarte, Jagdschein

Wenn Jäger oder Jägerinnen, auch auf Attest, täglich Medizinalcannabis zu sich nehmen, gelten sie als nicht mehr geeignet, mit Waffen oder Munition umzugehen. Die Waffenbesitzkarte (WBK) wird deshalb widerrufen und der Jagdschein entzogen.

Auch wenn jemand weiterhin ein Kraftfahrzeug führen darf, heißt das nicht unbedingt, dass er auch für eine Waffenbesitzkarte oder einen Jagdschein geeignet bleibt. Von einem lässt sich nicht aufs andere schließen.

Reisen mit Medizinalcannabis

Wenn Sie Cannabis von Ihrem Arzt oder Ihrer Ärztin verschrieben bekommen haben, dürfen Sie die Arzneimittel auch bei Reisen mit sich führen. Dabei können je nach Land andere Regeln gelten – es geht hier um das »Mitführen von Betäubungsmitteln (BtM)«.

Reisen innerhalb des Schengener Raumes

Innerhalb der Vertragsstaaten des Schengener Abkommens darf der Tagesbedarf von Medizinalcannabis, einschließlich Cannabisblüten und/oder Cannabisextrakten, für bis zu 30 Tage mitgeführt werden. Hierzu bedarf es einer »Bescheinigung für das Mitführen von Betäubungsmitteln im Rahmen einer ärztlichen Behandlung – Artikel 75 des Schengener Durchführungsabkommens«. Diese muss vom Arzt ausgefüllt und von der obersten Landesgesundheitsbehörde beglaubigt werden.

In jedem Fall ist es ratsam, dass die ärztliche Bescheinigung – auch in englischer Sprache – mit Angaben zu Dosierung, Wirkstoff und Dauer der Reise ausgestellt wird. Bei Reisen über 30 Tage benötigen Sie mehrere Bescheinigungen.[45]

Reisen außerhalb des Schengen-Raumes

Die Bestimmungen für das Mitführen von Cannabis können je nach Ziel- oder Transitland unterschiedlich ausfallen. Bei Reisen in andere Länder sollten Sie sich daher vor Reisebeginn bei der diplomatischen Vertretung des Landes über die individuellen Regelungen informieren. Eventuell ist eine Bescheinigung der Reisebehörde des Ziellandes notwendig. Diese mehrsprachige Bescheinigung über Krankheit und Medikation ist in der Regel vom Arzt auszustellen und an die zuständige oberste Landesgesundheitsbehörde im Zielland oder eine von ihr beauftragte Stelle zur Beglaubigung zu übersenden. Diese Bescheinigung soll während der Reise mitgeführt werden.

Die Mitnahme von Betäubungsmitteln durch beauftragte Personen ist nicht zulässig, da Betäubungsmittel laut §4 Abs. 1 Nr.4b des Betäubungsmittelgesetzes (BtMG) und §15 Abs. 1 Betäubungsmittel-Außenhandelsverordnung (BtMAHV) ausschließlich für den eigenen Bedarf mitgeführt werden dürfen.

Zusammenfassung

Cannabis als Medizin kann sowohl oral als auch inhalativ verabreicht werden. Man unterscheidet cannabisbasierte Fertigarzneimittel von Rezepturarzneimitteln. Zusätzlich können auch Salben und Cremes mit den Wirkstoffen der Cannabispflanze hergestellt werden, die dann über die Haut aufgenommen werden. Wie jedes Arzneimittel, so kann auch Cannabis als Arznei Nebenwirkungen verursachen. Da Cannabis (Stand 28. März 2024) immer noch als Betäubungsmittel gilt, unterliegt es rechtlichen Vorgaben, die die Straßenverkehrsordnung, das Reisen und den Waffenbesitz betreffen.

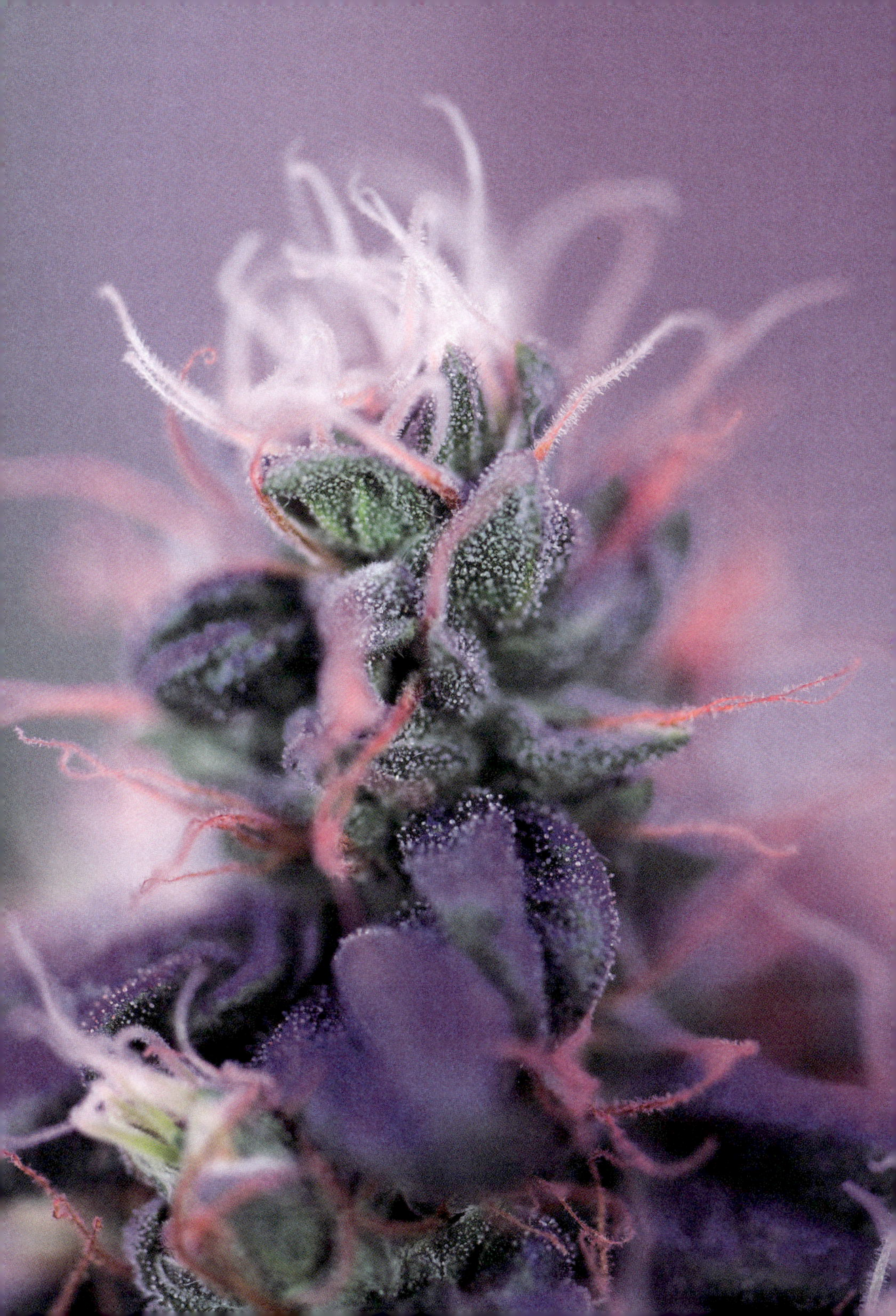

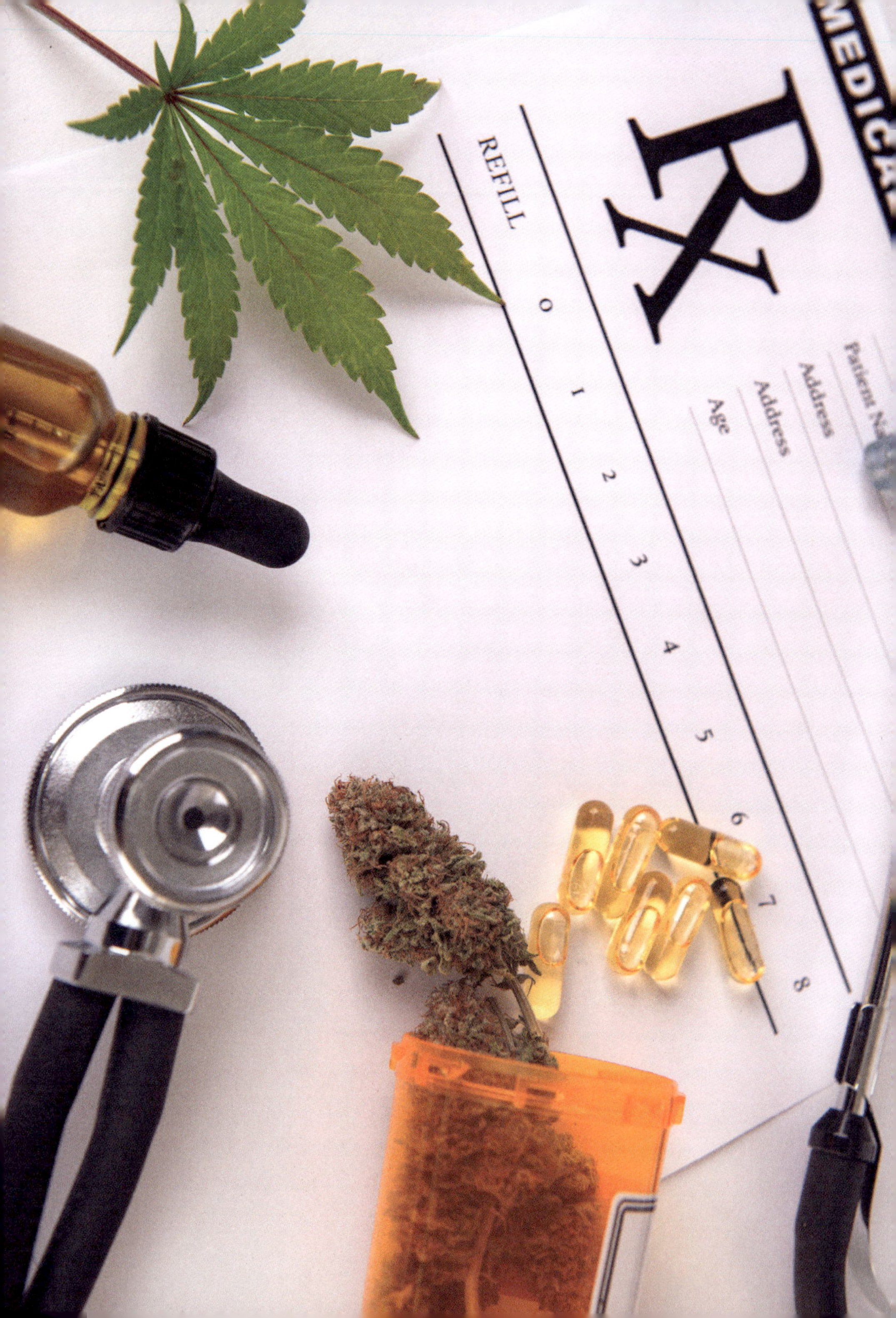
Rx
REFILL
0 1 2 3 4 5 6 7 8
Address
Address
Age

Kapitel 5
Therapeutischer Einsatz von Cannabis

In diesem Kapitel stellen wir Ihnen Fallbeispiele aus unserem ärztlichen Alltag und Gespräche mit andernorts betreuten Patientinnen und Patienten vor, die die Therapie mit Cannabis beispielhaft erklären. Diese Fälle und Gespräche stehen exemplarisch für die Anwendungsmöglichkeiten der Cannabinoide und die Fragen Betroffener zur Behandlung. Natürlich ist nicht jeder Fall auf alle anderen übertragbar, dennoch spiegeln sie die Vielzahl der Behandlungsoptionen wider. Das eröffnet Ihnen die Möglichkeit, sich als Betroffene oder Angehörige in dem einen oder anderen Fall wiederzufinden.

Cannabis als therapeutische Option

Medizinischer Cannabis kann bei verschiedenen Beschwerden eingesetzt werden, insbesondere in Fällen, in denen herkömmliche Medikamente nicht ausreichend helfen, oder bei gravierenden Nebenwirkungen. Die Behandlung mit medizinischem Cannabis ist zurzeit überwiegend eine Symptomtherapie und weniger eine von Erkrankungsbildern. Dies können jedoch mehrere Symptome aufweisen, die gleichzeitig mit Cannabis behandelt werden. Die Einzelsymptome können auch bei anderen Erkrankungsbildern vorkommen.

Da es bisher keinen wissenschaftlichen Nachweis dafür gibt, dass mit Cannabis eine Krankheit geheilt werden kann, wohl aber Symptome deutlich gelindert, ist eine begriffliche Unterscheidung wichtig.

Krankheit
Unter Krankheit versteht man die Gesamtheit aller typischen Befunde, die ein Krankheitsbild ausmachen, das in mehr oder weniger unterschiedlichen Ausformungen beobachtet werden kann und die Grundlage für die Stellung einer Diagnose und der damit verbundenen Therapie bildet. Dabei wird eine Krankheit oder Erkrankung als eine Störung der normalen physischen oder psychischen Funktionen definiert, die einen Grad erreicht hat, der die Leistungsfähigkeit und das Wohlbefinden eines Lebewesens subjektiv oder objektiv wahrnehmbar negativ beeinflusst.

Symptom
Als Symptom (*symptoma,* griech. »Zufall«, »Begleiterscheinung«) bezeichnet man hingegen in der Medizin ein Krankheitszeichen, das auf eine Erkrankung hinweist. Diese Beschwerden können die Betroffenen selbst wahrnehmen oder sie werden mittels eingehender Befragung (Anamnese) und körperlicher Untersuchung durch die Ärztin oder den Arzt festgestellt. Typische Kombinationen gleichzeitig auftretender Symptome bezeichnet man als Syndrom oder Symptomenkomplex.

Entsprechend der aktuellen gesetzlichen Grundlage nach §31 Absatz 6 SGB V haben »Versicherte mit einer schwerwiegenden Erkrankung Anspruch auf Versorgung mit Cannabis in Form von getrockneten Blüten oder Extrakten in standardisierter Qualität und auf Versorgung mit Arzneimitteln mit den Wirkstoffen Dronabinol oder Nabilon (Cannabisarzneimittel)«.

Leider wird in diesen rechtlichen Ausführungen des Gemeinsamen Bundesausschusses (G-BA) auf eine Erkrankung abgehoben, was den Umstand der Symptomtherapie völlig verkennt. Symptomatische Therapieverfahren bekämpfen Beschwerden einer Erkrankung direkt, weil eine ursächliche Behandlung (»kausal«) nicht möglich ist.

Wissenschaftliche Studien zeigen vielversprechende Ergebnisse bei der symptomatischen Behandlung mit Cannabinoiden. Hierzu gehören beispielsweise:

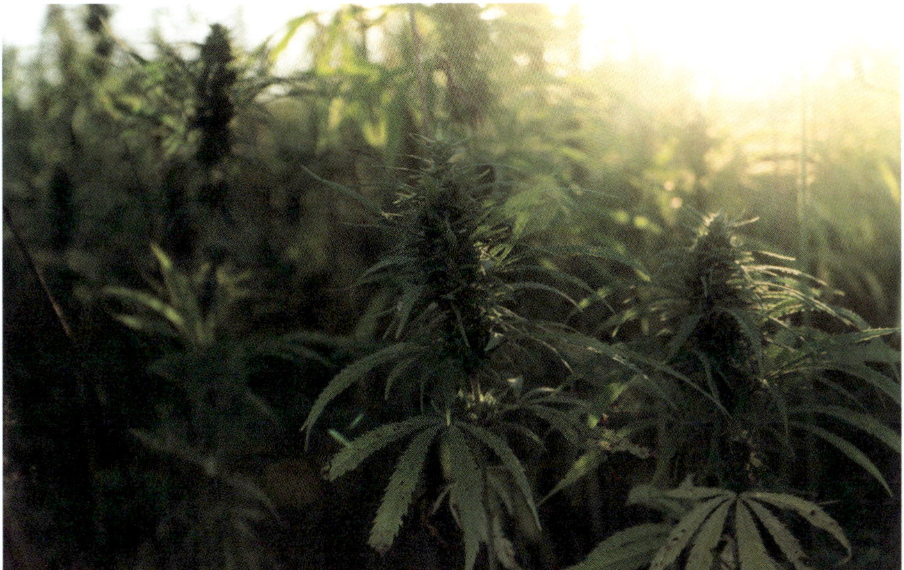

Die Einsatzmöglichkeiten für Cannabis in der Medizin sind höchst vielfältig und noch längst nicht vollständig erforscht.

- **Starke Schmerzen** im Zusammenhang mit dem Nervensystem, aufgrund von Nervenverletzungen, Entzündungen oder Veränderungen der sensorischen Nerven (hierbei werden oft schon leichte Berührungen als schmerzhaft empfunden). Diese Symptome sind die wichtigsten Gründe, warum Menschen Cannabis als Arzneimittel verschrieben bekommen.
- **Schlafstörung** ist ein bei vielen Erkrankungen vorkommendes Symptom, das sich nach den verfügbaren wissenschaftlichen Beweisen sowohl mit THC als auch CBD behandeln lässt, da beide Wirkstoffe einen modulierenden Einfluss auf das Schlafmuster und die Dauer und Tiefe des Schlafes haben.
- **Übelkeit, Brechreiz und Appetitmangel**, die besonders im Zusammenhang mit Chemotherapie oder Radiotherapie zur Krebsbehandlung vorkommen, dazu Appetit- und Gewichtsverlust im Zusammenhang mit Hepatitis C, Krebs oder HIV-Infektionen. Obwohl auch andere Mittel zur Bekämpfung dieser Symptome verfügbar sind, wirkt Cannabis bei allen drei Bereichen gleichzeitig und trägt somit besonders stark zur Verbesserung der Lebensqualität bei.
- **Angstgefühle**, die sich in einigen Studien besonders gut unter dem Einfluss von CBD zurückgebildet haben. Es fehlt aber an ausreichenden klinischen Beweisen, um festzustellen, ob die Wirkung von THC und CBD auf dieses Beschwerdebild auch langfristig andauert. Insbesondere gilt dies für THC.
- **Depressive Reaktionen** können vielfältige Ursachen haben, die von Person zu Person unterschiedlich sind. Bisher gibt es nur kleinere Studien, die einen Behandlungserfolg mit Cannabis bei Stimmungsschwankungen im Zusammenhang mit anderen Erkrankungsbildern zeigen konnten. Anders als Antidepressiva ist eine Cannabinoidtherapie häufig nur mit geringen Nebenwirkungen verbunden und wird oft eingesetzt, wenn Antidepressiva ihre Wirkung verfehlen oder die Betroffenen zu sehr belasten.

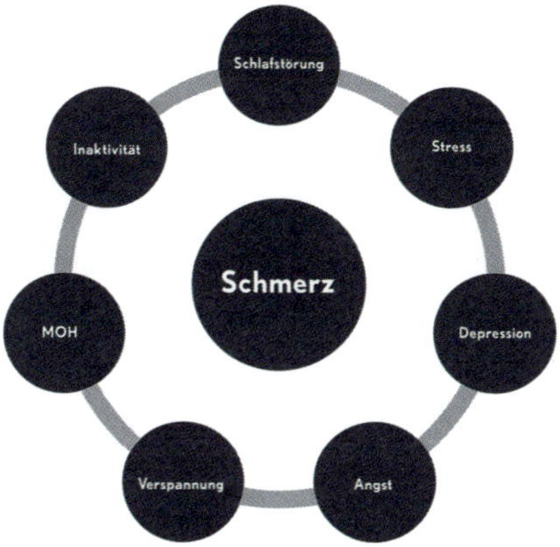

Symptomwirkung	THC	CBD
antiagitativ	+	-
sedierend	+	-
muskelrelaxierend	++	+
antinozizeptiv	++	+
antidepressiv	++	+
antientzündlich	+	++
angstlösend	+	++
Entspannung	+	++

Beispiel des Zusammenwirkens verschiedener Symptome

Oft zeigt die herkömmliche Behandlung nur eine ungenügende Besserung der Beschwerden oder wird durch die Nebenwirkungen der eingesetzten Medikamente eingeschränkt. Daher verwenden viele Patientinnen und Patienten auf der ganzen Welt heute Cannabinoide zur Linderung von unterschiedlichen Beschwerden.

Für diese Menschen mit schwer zu behandelnden Symptomen und begrenzten Behandlungsmöglichkeiten kann die ergänzende Therapie mit Cannabinoid oft entscheidend sein, um die Lebensqualität deutlich zu verbessern. Zudem geht aus Studien hervor, dass in Kombinationstherapien die Nebenwirkungen anderer Wirkstoffe, wie beispielsweise Übelkeit und Brechreiz, Sedierung und Atemdepression, abgeschwächt werden.

CANNABIS
für Menschen ab 65

Erkrankungsbilder, die besonders in höherem Lebensalter vorkommen, weisen oft einen Symptomkomplex auf, der sich besonders gut mit Cannabinoiden behandeln lässt. Dabei hat sich gezeigt, dass es nicht zu anderen oder mehr Nebenwirkungen kommt als bei jüngeren Patienten. Im Gegenteil kann sogar oft auf Medikamente mit hohem altersspezifischem Risiko verzichtet werden.

Post-Zoster-Neuralgie

Viele Menschen haben in ihrem Leben Windpocken gehabt, die durch den *Varizella-Zoster*-Virus verursacht wurde. Nach einer Gürtelrose (*Herpes zoster*), verursacht durch den gleichen Virus, kann dieses in den Nervenwurzeln verbleiben. Obwohl der Ausschlag und die Bläschen der Gürtelrose nach einigen Wochen abklingen, können einige Menschen weiterhin starke Schmerzen (Post-Zoster-Neuralgie) in dem betroffenen Bereich erleben. Die Schmerzen sind brennend oder dumpf, bohrend und von dauerhaftem Charakter. Es können aber auch heiß stechende spontane Schmerzattacken vorkommen. In der Schmerzzone besteht oft ein Berührungsschmerz (*Allodynie*). Die Schmerzen können so intensiv sein, dass sie die Bewegungsfreiheit und den Schlaf und damit die Lebensqualität der Betroffenen beeinträchtigen. Folge sind oft Depression, Konzentrationsstörungen und körperliche Abgeschlagenheit. Die Behandlung der Post-Zoster-Neuralgie ist häufig eine Herausforderung und je nach Schwere der Schmerzen und individuellen Umständen können verschiedene Ansätze in Betracht gezogen werden. Hierzu gehören in erster Linie Schmerzmittel in unterschiedlicher Anwendung, als Tabletten, Pflaster, Salben oder Injektion von Lokalanästhetika.

Fallbeispiel für Herpes Zoster

Elisabeth R., eine 67-jährige Frau, hatte vor zwei Jahren eine *Herpes-zoster*-Infektion in Höhe des vierten bis sechsten Brustwirbels rechts durchgemacht. Infolge der Infektion entwickelte sich eine Gürtelrose. Hierbei kam es zu typischen Schmerzen, die mehrmals täglich vom Rücken zur Vorderseite des Körpers einschossen und zu einem Dauerschmerz mit *Allodynie* (ein normalerweise nicht schmerzhafter Reiz wird als schmerzhaft empfunden) und *Hyperalgesie* (ein leicht schmerzhafter Reiz löst eine deutlich intensivere Schmerzwahrnehmung aus). Dieses Schmerzbild gehört zu den peripher-neuropathischen Schmerzsyndromen. Die Patientin bewertete die Intensität der Schmerzen auf der numerischen Rating-Skala (NRS) mit 8 von 10 Punkten (je höher der Wert, desto ausgeprägter die Schmerzen). Die Schmerzen führten zu einer reduzierten Nahrungsaufnahme und damit zu einer Gewichtsabnahme in den letzten zwei Jahren auf 45 Kilogramm. Außerdem kam es zu einem Verlust der Sozialkontakte, da sie aus Angst vor den Schmerzattacken kaum noch das Haus verließ. Auch ihre Haushaltsaktivitäten konnte sie nicht mehr allein verrichten. Schließlich war die Patientin zunehmend depressiv.

Vor der stationären Aufnahme waren im ambulanten Bereich alle Leitlinientherapien sowohl medikamentös als auch psychotherapeutisch veranlasst worden, was entweder zu keinem anhaltenden Erfolg oder nicht tolerablen Nebenwirkungen (Schwindel, Verstopfung, Tagesmüdigkeit und Antriebsmangel) führte.

Die Patientin berichtete, dass sie von ihrem Enkel einmalig Cannabis für einen Selbstversuch erhalten hatte, dies aber, trotz gutem Erfolg, nicht weiterverfolgt habe. Dem Vorschlag, eine entsprechende Therapie unter ärztlicher Anleitung durchzuführen, stand sie daher sehr offen gegenüber. Unerwünschte Wirkungen (Schwindel und Mundtrockenheit), die sich nach der anfänglichen Dosierung legten, und ein verbliebenes Taubheitsgefühl im betroffenen Hautabschnitt wurden von der Patientin als nicht störend empfunden.

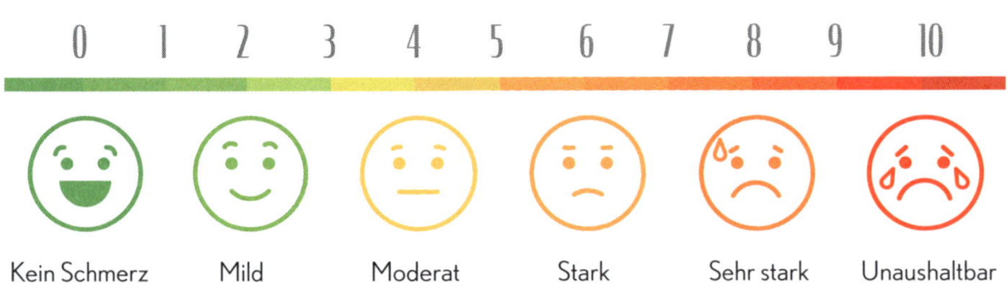

Numerische Schmerzskala

Cannabis-Vollspektrumextrakt: 10 mg THC – 5 mg THC – 10 mg THC

- Absetzen der vorbestehenden Medikamente, ohne Wiederauftreten der starken Schmerzen
- akzeptabler Dauerschmerz mit einer Intensität von 2/10 auf der NRS
- selten Schmerzspitzen. Auf eine ergänzende Cannabistherapie mit Blüten konnte verzichtet werden.

Fallbeispiel für chronische Schmerzen

Berta H. ist eine 97-jährige Patientin, die vor etwa drei Jahren nach einem Sturz im häuslichen Umfeld zu uns kam. Die Patientin lebte allein in ihrem Elternhaus und versorgte sich selbst.

Bei dem Sturz hatte sie sich mehrere Rippenbrüche und eine Einblutung in den Brustkorb zugezogen, sodass die Lungenfunktion erheblich eingeschränkt war. Die Patientin war bei der Aufnahme in einem deutlich geminderten Allgemeinzustand und klagte über starke Schmerzen und Übelkeit, die zur Nahrungsverweigerung führte. Im Vorfeld waren Schlafstörungen und unspezifische Ängste mit einem Benzodiazepin behandelt worden. Trotz einer umfassenden Therapie, unter anderem mit einem Morphin und einem Medikament gegen die Übelkeit, ließen sich die Schmerzen, die Appetitlosigkeit, die Angst und die Schlafstörung nicht hinreichend bessern.

Die Kombination mehrerer Beschwerden führt häufig zur Gabe mehrerer Arzneimittel (Polypharmazie), was bei älteren Menschen aber unbedingt zu vermeiden ist und mit erheblichen Nebenwirkungen einhergehen kann.

Da das Wirkpotenzial der Cannabinoide dem Beschwerdemuster der Patientin gut entsprach und im stationären Setting ein vorsichtiger Therapieaufbau und eine engmaschige Überwachung möglich sind, entschlossen wir uns trotz des hohen Alters der Dame zu einem entsprechenden Therapieregime. Im weiteren Verlauf konnte insbesondere auf das Benzodiazepin verzichtet werden, das mittelfristig zu Abhängigkeit führen kann und gemäß der wissenschaftlichen Literatur aufgrund von Nebenwirkungen im Alter der Patientin nicht mehr eingesetzt werden sollte.

Gegen Ende der Behandlung war es möglich, mit Unterstützung einer Sozialstation Frau H. in ihr gewohntes häusliches Umfeld zu entlassen. Bei einer kürzlich erfolgten ambulanten Untersuchung berichtete die Patientin (inzwischen 99 Jahre), dass sie weiterhin in ihrem Elternhaus lebe. Eine Steigerung der Cannabisdosis war bisher nicht erforderlich.

Cannabis-Vollspektrumextrakt: 5 mg THC – 5 mg THC – 10 mg THC / 10 mg CBD

- keine Benzodiazepine und Morphin mehr, deutliche Reduktion der anderen Medikamente
- zufriedenstellende Besserung der Lebensqualität:
  - Verbesserung des Nachtschlafs
  - Rückgang der Übelkeit → adäquate Ernährung
  - vollständige Linderung der Schmerzen → verbesserte Mobilität
  - Abbau der Ängste vor einer pflegeabhängigen Zukunft

Fallbeispiel für chronisches Schmerzsyndrom

Katharina L. ist eine 70-jährige Patientin, die erstmalig mit 22 Jahren wegen Rückenschmerzen mit Ausstrahlung ins rechte Bein behandelt wurde. In den Folgejahren kamen eine Fußheberschwäche rechts und Blasenentleerungsstörungen hinzu. Nach nicht ausreichender medikamentöser Schmerztherapie kam es zu mehreren Wirbelsäulenoperationen. Darunter Wirbelsäulenversteifungen, bei denen benachbarte Wirbelkörper miteinander verbunden werden. Hierdurch sollen schmerzhafte Bewegungen der Wirbelkörper verhindert werden. Seit 1993 berichtete die Patientin dann zunehmend über Dauerschmerzen, elektrisierende Schmerzattacken und schmerzhafte Muskelverspannungen. Mittels Kernspintomografie wurde eine *Myelopathie* (Verengung des Wirbelkanals) mit Schädigung des Rückenmarks im Bereich der Halswirbelsäule festgestellt, die sich operativ nicht korrigieren ließ. Die Patientin erhielt eine medikamentöse Schmerztherapie gemäß WHO-Stufenschema. Die meisten Opioide mussten wegen ungenügender Wirksamkeit oder unerwünschter Wirkungen wieder abgesetzt werden. Zuletzt verblieb als hochpotentes Opioid Fentanyl-Pflaster in mittlerer Dosierung und eine invasive Therapie der Spastik (Muskelverkrampfungen) mit Baclofen intrathekal. Entsprechend den Leitlinien wurden zusätzlich Antikonvulsiva und Antidepressiva eingesetzt.

Die Patientin wurde in der Ambulanz mit dem Ziel vorgestellt, die trotz Opioidtherapie anhaltenden Symptome zu lindern und die medikamentöse Therapie zu minimieren. Es wurde daher ein Therapieversuch mit Cannabinoiden etabliert. Die Aufdosierung und Dosisanpassung erfolgten sehr langsam und über viele Wochen. Hierbei konnten geringere Therapierfolge in Bezug auf den Nachtschlaf schon sehr früh erzielt werden. Es war aber eine intensive Begleitung erforderlich, da sich eine Besserung der Schmerzen und der Spastik erst bei einer höheren THC-Dosis ergaben.

Cannabis-Vollspektrumextrakt: 6 mg THC – 4 mg THC – 8 mg THC

- Reduktion der Dosierung des Fentanyl-Pflasters und Verzicht auf weitere Morphine
- Reduktion des Dauerschmerzes (NRS von 9/10 auf 4/10), der schmerzhaften Spastik und des Nachtschmerzes
- verbesserte Alltagsfähigkeit, Verbesserung der Schlafqualität und Verlängerung der schmerzfreien Gehstrecke von 50 auf 200 Meter

Polymyalgia rheumatica (PMR)

Die Diagnose des Erkrankungsbildes PMR[46] beruht oft auf einer Kombination von klinischen Symptomen und Laboruntersuchungen. Im Labor lassen sich Entzündungszeichen wie erhöhte Blutsenkungsgeschwindigkeit (BSG) und C-reaktives Protein (CRP) nachweisen, der Rheumafaktor ist jedoch negativ. Es handelt sich um eine Erkrankung, die vor allem ältere Erwachsene betrifft und durch starke Schmerzen sowie Versteifungen in Nacken-, Rücken-, Schulter- und Hüftmuskulatur gekennzeichnet ist. Die Schmerzen treten seitengleich, charakteristischerweise zur Nacht auf, oft von Morgensteifigkeit gefolgt. Außerdem kann es zu Allgemeinsymptomen wie Fieber, Abgeschlagenheit, Appetitverlust und ungewolltem Gewichtsverlust, Nachtschweiß und depressiver Verstimmung kommen.

In der Therapie werden vorrangig Glukokortikoide eingesetzt, die meist zu einer schnellen Schmerzlinderung führen. Die Dosis wird individuell angepasst und dabei so hoch wie nötig, aber so niedrig wie möglich gewählt und meist über zwei Jahre als Erhaltungsdosis beibehalten. Manchmal ist es erforderlich, weitere Medikamente hinzuzunehmen.

Fallbeispiel für Polymyalgia rheumatica mit schmerzhaften Arthralgien

Herr B. ist ein 75-jähriger Patient, der bis zur Pensionierung Angestellter im öffentlichen Dienst war. Unter Schmerzen in fast allen großen Gelenken leidet er seit Jahren, außerdem bestehen generalisierter Muskelschmerz mit Hartspann und Schmerzausstrahlung in die Wirbelsäule. Als Begleiterscheinung werden innere Unruhe, chronische Schlafstörung, Reizbarkeit und Stimmungsschwankungen sowie wiederkehrende belastungsabhängige Magen-Darm-Beschwerden berichtet. Auf der numerischen Rating-Skala (NRS) gibt er die Schmerzintensität mit 8/10 an. Der Patient befindet sich in rheumatologischer Behandlung und erhielt seit 2016 unterschiedliche schmerzmedikamentöse Ansätze in Form diverser Nicht-Opioid- und Opioid-Analgetika, jedoch ohne relevanten Erfolg. Herr B. wird uns stationär zugewiesen, da sich die Schmerzsymptomatik verschlechtert hat und es zu depressiven Verstimmungen mit ausgeprägten Zukunftsängsten gekommen ist. Er berichtet, dass er sich um seine pflegebedürftige Ehefrau kümmern müsse und das Gefühl habe, die Situation überfordere ihn zunehmend.

Eine Steigerung der vorbestehenden Medikation lehnte er ab, da er in der Vergangenheit oft Nebenwirkungen der Medikamente gehabt habe. Wir schlugen daher einen Therapieversuch mit Cannabis vor. Wegen der rheumatischen Grunderkrankung wurde ein Therapieansatz mit erhöhtem CBD-Anteil gewählt, da hiervon gleichzeitig eine antientzündliche Wirkung erwartet werden durfte. Bei langsamer Aufdosierung wurde die Therapie nebenwirkungsfrei vertragen und die Begleitmedikation konnte reduziert werden. Bei zunehmender Stabilisierung konnte der Patient dann mit neuer Zuversicht entlassen werden.

Cannabis-Vollspektrumextrakt: 10 mg THC / 250 mg CBD – 10 mg THC / 250 mg CBD – 10 mg THC / 250 mg CBD

- deutliche Besserung der muskulären Schmerz- und Beschwerdesymptomatik
- keine weitere Steigerung der Schmerzmedikation, Antidepressiva wurden abgesetzt
- weniger vegetative Begleiterscheinungen (Unruhe, Ängstlichkeit, Bluthochdruck und Schlafstörung)
- Allgemeinzustand erheblich gebessert: Alltagsaufgaben konnten ohne Überforderungsgefühl ausgeführt werden

Morbus Parkinson

Die häufigste degenerative Erkrankung des Nervensystems entwickelt sich langsam und verursacht verschiedene Symptome. Entscheidend für die Diagnosestellung sind die sogenannten Kardinalsymptome. Dazu gehören ein einseitiges Ruhezittern, meist der Hand (*Tremor*), die Verlangsamung der Bewegungen (*Bradykinese*), Muskelsteifheit und Schwierigkeiten bei der Durchführung von Bewegungen (*Rigor*) sowie Gleichgewichtsstörungen. Bekannte Symptome sind auch die kleinere, schwer lesbare Schrift (Mikrografie), ein ausdrucksloses Gesicht (*Hypomimie*), eine leiser werdende Stimme (*Dysarthrie*), vermehrte Speichelansammlung (*Pseudohypersalivation*), Schlafstörungen und psychische Symptome (Depression, Angst). Die genaue Ursache von *Morbus Parkinson* ist noch nicht vollständig verstanden, sicher ist aber, dass es zu einem Verlust von Dopamin produzierenden Nervenzellen im Gehirn kommt. Dies ist auch Grundlage für die medikamentöse Therapie, die bisher nicht zu einer Heilung führt, aber für sehr lange Zeit die Beschwerden und die Lebensqualität bessert.

Fallbeispiel für Parkinson

Peter H. war 85 Jahre alt, als wir ihn erstmalig in der Klinik kennenlernten. Vor etwa 20 Jahren bemerkte er ein Zittern im rechten Arm und sein Gangbild hatte sich verschlechtert. Der Neurologe teilte ihm mit, dass es sich um einen *Morbus Parkinson* handele. Die anfänglich verschriebenen Medikamente halfen sehr lange, die Beschwerden so zu mindern, dass er seine Rente gut genießen konnte. Im Laufe der Jahre kamen immer wieder Beschwerden hinzu, die durch Änderung und Ergänzung der Parkinsonmedikation noch einmal verbessert werden konnten. Vor zwei Jahren hatten sich der Zustand dann aber so verschlechtert, dass sich Herr H. immer mehr zurückzog und auch keinen Spaß mehr dabei hatte, mit seinen Enkeln zu spielen. Das Zittern hatte deutlich zugenommen und wegen des vermehrten Speichelflusses traute er sich auch nicht mehr, in ein Restaurant essen zu gehen. Nachts litt Herr H. unter Schlafstörungen und musste viel über seine Situation nachdenken. Hinzu kamen Schmerzen in den Füßen, die das Gehen zusätzlich erschwerten. Sein Neurologe sagte ihm, dass die Möglichkeiten der Parkinsonmedikation ausgereizt seien und die Schmerzen von einer Polyneuropathie (Veränderung der kleinen, vorwiegend sensiblen Endnerven) kämen. Er schlug einen Therapieversuch mit Antidepressiva und Schmerzmitteln vor. Zunächst wurden die Beschwerden etwas besser, nach einer Steigerung dieser Medikamente kam es aber zu Nebenwirkungen. Es zeigte sich vermehrt Tagesmüdigkeit und der Patient stolperte häufig beim Gehen. Der behandelnde Neurologe schlug daher eine stationäre Behandlung zur Einstellung auf Medizinalcannabis vor.

Herr H. war anfänglich sehr skeptisch, da ihm Cannabis nur als Rauschmittel aus der Presse bekannt war. Wir konnten den Patienten schließlich durch eine entsprechende Aufklärung davon überzeugen, einen Therapieversuch zuzulassen. Es wurde mit einer sehr niedrigen Dosierung begonnen und diese vorsichtig gesteigert, ohne dass Nebenwirkungen auftraten. Die vorbestehende Schmerzmedikation konnte deutlich reduziert und die Antidepressiva wieder abgesetzt werden. Während der Beobachtungszeit kam es auch nicht mehr zu Sturzereignissen.

Cannabis-Vollspektrumextrakt: 2 mg THC – 4 mg THC – 8 mg THC

- Reduktion des Tremors (insbesondere keine Verstärkung bei psychischer Anspannung)
- kein vermehrter Speichelfluss
- bessere Lebensqualität
- besseres Ein- und Durchschlafverhalten ohne Tagesmüdigkeit

Delir[47]

Delir ist ein akutes, schweres, prinzipiell reversibles, organisch bedingtes Psychosyndrom. Kennzeichnend ist neben der Bewusstseinsstörung eine Störung der Aufmerksamkeit, der Wahrnehmung, des Denkens, der Kognition und des Gedächtnisses. Für die Betroffenen und ihre Angehörigen sind auch die Begleiterscheinungen, wie optische Halluzinationen, Wahnvorstellungen, Reizbarkeit, motorische Unruhe und nestelnde Bewegungen in den Alltag eingreifende Phänomene. Vordergründiges Krankheitszeichen des Delirs ist ein hyperaktives, unkooperatives, oft sogar fremdaggressives Verhalten. Die akute psycho-organische Störung hat meist eine Ursache, wie zum Beispiel Schlaganfall oder Schädel-Hirn-Trauma, fieberhafte Entzündungen, sie kann auch eine Folge von Operationen oder die Nebenwirkung von Medikamenten sein.

Das Delir entwickelt sich nicht schleichend und kontinuierlich, sondern plötzlich innerhalb von Stunden oder Tagen, wobei der ursprüngliche Zustand verändert ist und der Schweregrad im Tagesverlauf fluktuiert. Charakteristisch ist eine deutliche Veränderung der Verhaltensauffälligkeiten im Laufe des Tages. Oft ist der Schlaf-Wach-Rhythmus gestört, die Betroffenen sind nachts wach und tagsüber schläfrig. Manche sind so getrieben, dass sie auch tagsüber nicht zur Ruhe finden.

Die Therapie des Delirs orientiert sich zunächst an der Behandlung der organischen Ursache. Außerdem kommen vermehrte individuelle Zuwendung und spezifische Medikamente als symptomatische Therapiemaßnahmen infrage. In der Mehrzahl der Fälle bildet sich ein Delir zurück.

Fallbeispiel für ein Delir bei Alzheimer-Demenz

Alfons R. entwickelte im Alter von 71 Jahren eine schnell fortschreitende Demenz. Die betreuende Ehefrau war mit der Situation überfordert, sodass eine weitere Versorgung in einem Pflegeheim erfolgen musste. Auf einer speziellen Station lebte sich Herr R. ausreichend in die Gemeinschaft ein. Im weiteren Verlauf kam es dann jedoch immer wieder zu Einweisungen in die Klinik, da das Handling des Patienten wegen seiner motorischen Unruhe, lautem Schreien und seiner Aggressivität nicht immer ohne ergänzende Medikation möglich war. Die gängigen Behandlungsversuche mit Neuroleptika und Benzodiazepinen führten zu einer erhöhten Sturzneigung und zu einer paradoxen Reaktion in der Nacht (vermehrte Unruhe und Umtriebigkeit statt Schlaf). Die Frequenz bis zur Wiederaufnahme in der Klinik wurde immer kürzer.

Wir sahen den vollständig desorientierten Patienten auf einer unserer geriatrischen Stationen. Herr R. befand sich in einer Ausnahmesituation, er konnte kein Vertrauen zu den Therapeuten und Pflegekräften fassen, war unruhig und ablenkbar und konnte sich nicht auf Aktivitäten konzentrieren. Über den gesamten Tagesverlauf kam es immer wieder zu Unruhephasen mit monotonem Klopfen, Singen und Wiederholen von einzelnen Worten. Die Nahrungsaufnahme erfolgte mithilfe von Pflegekräften, während der Patient den Flur auf und ab ging. Erst nach körperlicher Erschöpfung kam er zur Ruhe, was aber fehlenden Nachtschlaf mit sich brachte.

In Absprache mit dem behandelnden Team schlugen wir der Betreuerin einen Therapieversuch mit Cannabis vor. Zu diesem Zeitpunkt hatten auch wir noch keine Erfahrung in der Delir-Behandlung mit THC. Inzwischen konnten wir aber vielen Betroffenen und ihren Angehörigen mit dieser Therapie helfen. Wegen der möglichen psychotropen Wirkung von THC sollte ein erster Behandlungsversuch jedoch immer stationär erfolgen und das Pflegeteam der nachversorgenden Einrichtung geschult werden.

Cannabis-Vollspektrumextrakt: 2,5 mg THC – 2,5 mg THC – 5 mg THC
Alternativ wurde ein Teeauszug mit kontinuierlicher stündlicher Zufuhr von 150 ml Tee vorgeschlagen. Hierbei ist aber die Dosierung von THC nicht standardisiert.

- tagsüber ruhiger, wacher und zugewandter
- motorische Unruhe und monotone Schreiäußerungen rückläufig
- Nahrungs- und Flüssigkeitsaufnahme zuletzt ausreichend und im Sitzen möglich
- verbessertes Schlafverhalten bis 4 Uhr morgens, rückläufige Tag-Nacht-Umkehr

SCHMERZ IST NICHT gleich Schmerz

Mit Cannabis können chronische Schmerzen bei unterschiedlichen Erkrankungen behandelt werden. Die Wahl der richtigen Medikation orientiert sich an dem individuellen Beschwerdebild, der Ausprägung des Schmerzes, der Schmerzstärke und Dauer sowie den Nebenwirkungen und Kontraindikationen. Während die etablierten Medikamente bei chronischen Schmerzen erst nach sechs bis acht Wochen beurteilt werden können, zeigen Cannabinoide oft schon sehr schnell einen Effekt.

Trigeminusneuralgie

Die Trigeminusneuralgie ist eine neurologische Erkrankung, die durch intensive, stechende oder stromschlagartige Schmerzen entlang des Gesichtsnervs (*Nervus trigeminus*) gekennzeichnet ist. Der Trigeminusnerv hat drei Äste, die die Empfindungen in verschiedenen Bereichen des Gesichts steuern: den Augenast, den Oberkieferast und den Unterkieferast.

Die Schmerzepisoden treten typischerweise auf einer Seite des Gesichts auf und werden durch Aktivitäten wie Kauen, Sprechen oder Berühren des Gesichts ausgelöst. Sie dauern einige Sekunden bis mehrere Minuten an, können aber am Tag wiederholt vorkommen. Zwischen den Schmerzattacken besteht in der Regel vollständige Beschwerdefreiheit.

Die Behandlung der Trigeminusneuralgie umfasst oft eine Kombination aus Medikamenten, Verfahren wie Nervenblockaden, Radiofrequenzablation, Ballonkompression und manchmal auch Operationen.

Fallbeispiel für eine Trigeminusneuralgie

Heinz V. ist ein 57-jähriger Patient, der seit vielen Jahren unter einseitig einschießenden stechenden Schmerzen im Gesicht litt. Die Beschwerden traten in unregelmäßigen Zeitabständen auf und wurden von anfallsfreien Tagen gefolgt. Während der Schmerzphasen konnten die Attacken durch Sprechen und Kauen ausgelöst werden.

Oft findet sich keine Ursache, wie Entzündungen im Zahnbereich oder ein Schlaganfall in einem bestimmten Hirngebiet (*Thalamus*). Im Rahmen der Ursachenabklärung wurde bei unserem Patienten eine Magnetresonanztomografie durchgeführt, die einen Druck auf den fünften Hirnnerv (*Nervus trigeminus*) durch ein benachbartes Blutgefäß feststellte.

Bestimmte Antiepileptika sind bei diesem Erkrankungsbild oft sehr wirksam. Einige Betroffene erhalten auch Morphin gegen die Schmerzattacken oder versuchen es mit frei verkäuflichen Schmerzmitteln oder Wärme-Kälte-Anwendungen, die aber leider ebenfalls als Trigger wirken können.

Als Herr V. zu uns in die Klinik kam, waren diese Therapieversuche bereits erfolglos verlaufen. Die Attackenfrequenz hatte zugenommen und die Schmerzen erreichten auf der NRS einen Wert von 8/10, sodass der Patient schon längerfristig krankgeschrieben war. Er hatte deutlich an Gewicht verloren, da er die Nahrungsaufnahme möglichst vermied, und befand sich in einer verzweifelt depressiven Stimmungslage.

Bei der Nervenkompression, die als Ursache vorlag, wäre auch ein neurochirurgisches operatives Verfahren als Therapie möglich gewesen. Dies lehnte der Patient aber ab. Wir schlugen daher eine Basistherapie mit Cannabis-Vollspektrumextrakt und wegen des schnelleren Wirkungseintritts ergänzend eine Inhalationstherapie mit Blüten bei Attackenschmerz vor.

Cannabis-Vollspektrumextrakt: 7 mg THC – 7 mg THC – 4 mg THC
Cannabisblüten zur Inhalation: 12 mg THC bis zu dreimal pro Tag

- Reduktion der Schmerzattacken und der Intensität auf der NRS bis zu 3/10
- Appetitsteigerung, Steigerung der Lebensqualität, Stimmungsaufhellung
- Rückgewinn der Arbeitsfähigkeit

Clusterkopfschmerz

Der Clusterkopfschmerz ist eine seltene und äußerst schmerzhafte Form von Kopfschmerzen, die in Clustern auftreten. Die Schmerzen befallen die Betroffenen ohne Vorwarnung und erreichen ohne eine wirksame Medikation binnen drei Minuten ihre Schmerzspitze. Typischerweise treten diese Episoden in kurzen, intensiven Schüben auf, oft begleitet von einseitiger Augenrötung, Tränenfluss und Nasenverstopfung. Clusterkopfschmerzen sollen etwa 0,1 bis 0,2 Prozent der Bevölkerung betreffen, Männer häufiger als Frauen. Die genaue Anzahl variiert, da diese Erkrankung oft nicht richtig diagnostiziert wird.

Die Behandlung von Clusterkopfschmerzen kann unterschiedliche Ansätze umfassen. Akute Episoden werden mit Triptanen und Sauerstoffinhalation behandelt. Zur Vorbeugung können Ärzte Medikamente wie Verapamil, Lithium, Topiramat oder eine Kortikoid-Stoßtherapie verschreiben. Nicht-medikamentöse Ansätze können ebenfalls in Betracht gezogen werden, darunter Sauerstofftherapie und nervenstimulierende Verfahren.[48]

Es ist wichtig, dass Menschen mit Clusterkopfschmerzen einen Neurologen aufsuchen, um eine genaue Diagnose und eine individuell angepasste Behandlungsstrategie zu erhalten.

Patientengespräch über Clusterkopfschmerz

Rainer A. ist 47 Jahre alt, verheiratet und Familienvater. Seit 27 Jahren begleitet ihn eine der schmerzvollsten Erkrankungen, die Menschen erleiden können, der Clusterkopfschmerz. Bis er seine Diagnosestellung bekam, dauerte es zwölf Jahre.

Er beschreibt die Clusterkopfschmerzattacke als eine unerträgliche und qualvolle Folter. Von der Schläfe über den Sehnerv bis zu den Zahnwurzeln breitet sich der Schmerz bei ihm auf einer Kopfseite in Wellen aus. Mit 20 Jahren erlitt er seine erste Attacke und glaubte, er müsse sterben. Ohne Vorwarnung überfallen ihn stärkste Kopfschmerzen, die binnen kürzester Zeit ihre Schmerzspitze erreichen und ans Unerträgliche heranreichen. Er wurde, als die Diagnose endlich klar war, mit unterschiedlichen Behandlungsansätzen therapiert, wie Triptane (Migräne-Schmerzmittel), Antidepressiva, Antiepileptika und Kortikosteroide. Nicht-medikamentös wurde er mit Sauerstofftherapie und nervenstimulierenden Verfahren behandelt. Alle Ansätze halfen Herrn A. nicht dauerhaft. Nach 20 Jahren erfolgloser Therapie war sein Clusterkopfschmerz längst chronisch geworden. Seine behandelnden Ärzte erklärten ihn für therapieresistent.

Seine Familie recherchierte schließlich im Internet und fand heraus, dass es die Möglichkeit gibt, Clusterkopfschmerz erfolgreich mit Medizinalcannabis zu behandeln. Das war im Jahr 2015, als das »Cannabis als Medizin«-Gesetz noch nicht existierte. Trotz alledem fand er nach langer Suche einen Arzt, der sich mit dem Thema auskannte und auch schon erfolgreich Patienten mit Cannabis therapiert hatte. Herr A. bekam eine Ausnahmegenehmigung für eine Behandlung mit Cannabis. Dies war mit hohen Auflagen verbunden, wie zum Beispiel der Lagerung der Cannabisrationen im Tresor.

Der neue Weg hatte Erfolg: Mit der Cannabistherapie konnten die Clusterkopfschmerzattacken endlich in Dauer, Intensität und Häufigkeit auf ein erträgliches Maß reduziert werden. Dies führte unter anderem zur Wiederherstellung der Arbeitsfähigkeit von Herrn A.

Herr A. wird mit einer Kombination aus einem Cannabis-Vollspektrumextrakt und Cannabisblüten behandelt. Für die schnelle Wirkstoffanflutung nutzt er die inhalative Anwendung der Cannabisblüte. Über einen Vaporisator werden die Wirkstoffe inhaliert und über die Lunge sehr schnell aufgenommen. Dieser schnelle Wirkeintritt von wenigen Minuten ist bei der Erkrankung wichtig, da es zu plötzlich auftretenden Clusterkopfschmerzepisoden kommt. Den Vollextrakt nimmt er oral täglich regelmäßig ein, um die Anzahl der Attacken auf ein Minimum herabzusenken. Ohne Cannabismedikation erleidet der Patient täglich vier bis sechs Clusterattacken mit jeweils rund 90 Minuten Dauer bei einer Schmerzintensität von 8/10 bis 9/10 auf der Schmerzskala. Mit der Cannabistherapie kommt es zu zwei bis drei Clusterattacken von jeweils 5 bis 20 Minuten bei einer Schmerzintensität von 2/10 bis 4/10. Zudem wurde seine Arbeitsfähigkeit wiederhergestellt.

Fallbeispiel für einen Tumorschmerz

Frau Karin S. ist eine 55-jährige Patientin, bei der zehn Jahre vor der Zuweisung an unsere Klinik ein Mammakarzinom festgestellt worden war. Neben Übergewicht als Risikofaktor mussten die Onkologen auch noch eine erbliche Belastung konstatieren. Es erfolgte eine Bestrahlung, eine Chemotherapie und letztlich die Entfernung der Brust. Danach war die Patientin zunächst stabil.

Als Schmerzen im Bereich der Wirbelsäule auftraten, wurden entsprechende Röntgenuntersuchungen veranlasst, die knöcherne Metastasen nachweisen konnten. Es entwickelte sich eine Querschnittssymptomatik mit schmerzhaften Verkrampfungen der Muskulatur in den Beinen (Spastik), Blasenschwäche und Einschränkungen der Beweglichkeit. Zur Entlastung des Rückenmarks rieten die Onkologen daher zu einem palliativen chirurgischen Eingriff. Leider kam es infolge des Eingriffes zu einer Blutung und einem Abszess. Beides musste ebenfalls operativ ausgeräumt werden. Schmerzen und Spastik besserten sich trotz allem nicht, sodass eine umfassende medikamentöse Schmerztherapie nach WHO-Schema, ergänzt um Medikamente gegen die Spastik, eingeleitet wurde.

Als wir Frau S. in unsere Klinik aufnahmen, bestand eine Schmerzsymptomatik (Grad 7/10 nach der Visuellen Analogskala, außerdem spastische Tonuserhöhung, Appetitlosigkeit mit deutlicher Gewichtsabnahme und Schlafstörungen mit Tagesmüdigkeit). Die Patientin war bettlägerig und weitgehend auf fremde Hilfe angewiesen. Wir begannen die Cannabistherapie abends mit einem Vollspektrumextrakt in aufsteigender Dosierung. Hierdurch ließen sich die Beschwerden deutlich verbessern und die bestehende Medikation konnte vorsichtig reduziert werden. Insgesamt besserte sich die Stimmungslage der Patientin und sie konnte unter krankengymnastischer Anleitung das Bett verlassen und alltägliche Aufgaben übernehmen. Durch die Besserung der Symptome und die appetitanregende Wirkung von THC nahm die Patientin auch wieder an Gewicht zu.

Bei einer poststationären Nachkontrolle berichtete sie vorrangig noch über spontan auftretende Schmerzen. Wir etablierten daher zusätzlich Cannabis zur Inhalation in niedriger Dosierung, um einen schnellen Wirkungseintritt bei Durchbruchschmerzen zu gewährleisten.

Cannabis-Vollspektrumextrakt: 6 mg THC – 6 mg THC – 10 mg THC
Cannabisblüten zur Inhalation bei Durchbruchschmerzen: 12 mg THC bis zu dreimal pro Tag

- Minderung der Schmerzsymptomatik (NRS 5/10 und schneller Effekt bei Durchbruchschmerzen)
- geringere spastische Tonuserhöhung
- verbesserter Appetit und Gewichtszunahme

Neuropathische Schmerzen

Durch eine Funktionsstörung oder Schädigung des Nervensystems kann es zu neuropathischen Schmerzen kommen, die mit der Zunahme der Erkrankungsdauer auch an Intensität gewinnen. Diese Schmerzen unterscheiden sich von anderen Schmerzen, da sie auf abnormale Signale des Nervensystems zurückzuführen sind. Die Symptome neuropathischer Schmerzen können vielfältig sein und hängen oft vom betroffenen Nerv oder Nervenbereich ab. Zu den häufigsten Symptomen gehören:

1. **Brennende oder stechende Schmerzen**
Diese werden oft als unangenehm, scharf oder blitzartig beschrieben.

2. **Empfindlichkeitsstörungen**
Berührungsempfindlichkeit, Kribbeln oder Taubheitsgefühl

3. ***Allodynie***
Schmerzen als Reaktion auf Reize, die normalerweise nicht schmerzhaft sind, wie leichter Druck oder Berührung

4. ***Hyperalgesie***
Überempfindlichkeit gegenüber Schmerzreizen, sodass normale Schmerzen als intensiver empfunden werden

5. ***Parästhesien***
Abnormale Empfindungen wie Kribbeln, Ameisenlaufen oder elektrische Schocks

Bei Neuropathien gibt es neben den Missempfindungen (Plussymptome) noch Minussymptome (Störungen der Koordination und Motorik, Taubheitsgefühl, Lähmungserscheinungen) und vegetative Störungen im Bereich Verdauung, Atmung, Herzschlag oder Schweißproduktion. Neuropathische Schmerzen beruhen meistens auf anderen Erkrankungen wie zum Beispiel Diabetes, Virusinfektionen oder entzündlichen Erkrankungen.

Die Behandlung neuropathischer Schmerzen kann eine Herausforderung sein und die Auswahl der Therapie hängt zum einen von der Behandlung der Ursache, zum anderen von der Auswahl der richtigen Schmerztherapie (medikamentöse Therapie, physikalische Therapie, Nervenblockaden, Psychotherapie) ab.

Fallbeispiel für eine chronische neuropathische Schmerzstörung

Richard T. ist ein 47-jähriger Patient mit einem vor vier Jahren festgestellten multiplen Schmerzsyndrom. Er hatte neuropathische Dauerschmerzen (NRS 8) in Ruhe, dazu einschießende brennende Schmerzspitzen (NRS 9). Der Vater von zwei Kindern ist verheiratet und war früher selbstständig tätig. Jetzt war er aufgrund der Symptomatik nicht mehr arbeitsfähig. Die Ehefrau wurde damit zur Alleinverdienerin. Er konnte sich aber auch nicht ausreichend um die Kinder kümmern. Früher hat er viel Sport getrieben, jetzt war er aber schmerzbedingt nicht mehr aktiv und konnte sich auch nicht selbst motivieren. In der Folge hatte er fast 30 Kilo zugenommen, wodurch sich die Beschwerden weiter verschärft hatten. Außerdem waren Schlafstörungen mit Tagesmüdigkeit und eine depressive Stimmungslage hinzugekommen. Herr T. lebte in ständiger Angst vor dem Auftreten der nächsten Schmerzattacke. Mehrere Versuche, eine geeignete Schmerztherapie zu finden, mussten aufgrund der Nebenwirkungen wie Schwindel, Beinödemen oder Verwirrtheit erfolglos abgebrochen werden. Auch die Physiotherapie hatte er schmerzbedingt beenden müssen.

Nun wurde dem Patienten im ambulanten Setting eine gestufte Cannabistherapie vorgeschlagen. Dabei war auch zu berücksichtigen, dass es möglichst nicht zu einer weiteren Gewichtszunahme kommen sollte. Deshalb wurde nach vorsichtiger Aufdosierung ein Therapieansatz mit einem hohen CBD-Anteil über Tag gewählt. Dass dies der richtige Weg war, zeigen die Ergebnisse in der Übersicht.

Cannabis-Vollspektrumextrakt: 5 mg THC / 20 mg CBD – 5 mg THC / 20 mg CBD – 15 mg THC
Cannabisblüten bei starken Schmerzattacken: 20 mg THC bis zu dreimal pro Tag

- verminderte Schmerzempfindung: von NRS 7/10 auf 3/10
- deutlich weniger Schmerzattacken (maximal drei am Tag) von leicht geringerer Intensität (von NRS 9/10 auf 7/10)
- deutliche Verbesserung der Lebensqualität (Unternehmungen mit den Kindern wieder möglich)
- Gewichtsabnahme um zehn Kilo
- Besserung des Nachtschlafes
- Wiederaufnahme von Physiotherapie und leichten sportlichen Aktivitäten

Fibromyalgie-Syndrom

Fibromyalgie ist eine chronische Erkrankung, die durch weit verbreitete Muskelschmerzen, Erschöpfung und Empfindlichkeit in bestimmten Bereichen des Körpers gekennzeichnet ist. Das Fibromyalgie-Syndrom entwickelt sich über einen langen Zeitraum. Betroffene berichten meist über chronische Schmerzen, die oft monatelang anhalten. Es ist keine entzündliche Erkrankung, sondern vorrangig eine Störung der Schmerzwahrnehmung und -verarbeitung. Hinzu kommen oft Schlafstörungen.

Die Betroffenen fühlen sich körperlich und geistig erschöpft. Viele reagieren überempfindlich auf Reize oder haben seelische Beschwerden wie innere Unruhe, Angstgefühle oder Niedergeschlagenheit bis hin zu einer Depression.

Da chronische Schmerzen in mehreren Körperregionen, wie Rücken, Armen und Beinen, häufig sind, gehören zur Diagnose des Fibromyalgie-Syndroms noch weitere Symptome, wie zum Beispiel Müdigkeit, Erschöpfung, Konzentrations- und Schlafstörungen. Es kann auch ein Steifigkeitsgefühl von Händen und Füßen auftreten oder ein Schwellungsgefühl im Gesicht. Früher wurde die erhöhte Schmerzempfindlichkeit über Druckpunkte, sogenannte *Tender Points*, überprüft. Heute ist das Erfassen dieser Schmerzpunkte für die Diagnosestellung nicht mehr zwingend erforderlich. Diese Erkrankung betrifft meist Frauen.

Die genaue Ursache des Fibromyalgie-Syndroms ist bis heute nicht geklärt. Eine entzündlich-rheumatische Erkrankung wird ausgeschlossen. Die Schmerzen werden zwar in den Muskeln empfunden, trotzdem liegt hier keine Erkrankung der Muskeln und Gelenke vor. Aus diesem Grund zeigen sich weder Veränderungen in den üblichen Laboruntersuchungen noch Auffälligkeiten im Röntgenbild. Man spricht bei der Fibromyalgie von einem »Syndrom«, da ein typisches Beschwerdebild ohne eindeutig definiertes Krankheitsbild vorliegt.

Patientinnengespräch zur Fibromyalgie

Annette K. ist 53 Jahre alt, verheiratet und hat zwei Kinder. Seit über 15 Jahren leidet sie unter Fibromyalgie. Seit Ende 2017 behandelt sie ihre Erkrankung mit Medizinalcannabis. Bis zur Diagnosestellung hat es zehn Jahre gedauert. Die Erkrankung wurde von einer *Adipositas permagma* überlagert. Dieser Fachbegriff bedeutet, dass eine krankhafte Fettleibigkeit mit einem BMI von 40 vorlag. Aufgrund dessen kamen auch noch *Diabetes mellitus Typ II* und Bluthochdruck hinzu. Zusätzlich hatte sie Depressionen und Schlafprobleme. Anfang 2017 wurde ihr dann der Magen operativ verkleinert, sie bekam einen sogenannten Schlauchmagen. Dabei wird das Magenvolumen um etwa 75 Prozent reduziert. Daraufhin nahm sie sehr schnell ab und nun konnte auch die Fibromyalgie diagnostiziert werden.

Für die Schmerzen, die den ganzen Körper betrafen, bekam Frau K. zahlreiche Medikamente, die laut Leitlinie verordnet werden. Dazu gehörten hauptsächlich Psychopharmaka und Antikonvulsiva. Klassische Schmerzmittel, wie Ibuprofen oder Paracetamol, zeigen bei Nervenschmerzen oft keine zufriedenstellende Wirkung. Meist erfolgt die Therapie daher mit rezeptpflichtigen Arzneimitteln: Dazu gehören unter anderem Gabapentin, Amitriptylin und Duloxetin. Auch unterschiedliche Schmerzmittel, die sie zusätzlich nahm, brachten keine Besserung ihrer Symptome. Sie litt während der Medikation an zahlreichen Nebenwirkungen, wie Mundtrockenheit und Übelkeit. Während eines Fibromyalgie-Schubs fühlte sie sich nach eigener Aussage, als würde ihr Körper in Flammen stehen. Besonders betroffen waren bei ihr Knie, Schultern und der untere Rückenbereich. Zusätzlich kam es zu Störungen im Magen-Darm-Trakt. Bei einem Schub konnte sie aufgrund der starken Schmerzen nicht mehr am sozialen Leben teilnehmen. Sie beschreibt, dass sie nur noch schreiend vor Schmerzen im Bett liegen konnte.

Auf Medizinalcannabis wurde sie über einen Bekannten aufmerksam, den sie in einer Reha-Klinik kennengelernt hatte. Er erzählte ihr von dieser Therapiemöglichkeit und meinte, dass sie ihr eventuell helfen könnte. Frau K. hatte anfangs große Bedenken, da sie wusste, dass Cannabis den Appetit steigern kann. Sie wollte keinesfalls wieder an Gewicht zunehmen. Nach längerem Zögern aber begab sie sich auf die Suche nach einem Arzt, der sie bei der Therapie begleiten könnte. Und schließlich fand Frau K. nach langer Suche diesen Mediziner.

Seit Beginn der Therapie mit Medizinalcannabis hat sie zwar immer noch Fibromyalgie-Schmerzschübe, die sie aber nicht mehr so stark belasten.

Durch die Cannabisgaben wird sie gewissermaßen von den Schmerzen abgeschirmt. Sie sind zwar noch wahrnehmbar, werden aber nicht mehr als störend und belastend empfunden. Ende 2017, also kurz nach dem Inkrafttreten des »Cannabis als Medizin«-Gesetzes, stellte Frau K. den Antrag auf Kostenübernahme an die Krankenkasse, der ihr genehmigt wurde. Dank der Therapie kann sie wieder Lebensfreude empfinden und aktiv am sozialen Leben teilnehmen.

Fallbeispiel für Fibromyalgie

Pia G. ist eine 52-jährige Patientin, die seit zwölf Jahren an einer multiplen Schmerzsymptomatik leidet. Die Patientin ist verheiratet, hat zwei Kinder und arbeitet als Verkäuferin. Es kam immer wieder zu längerfristigen Krankschreibungen, sodass sie schon überlegt hatte, vorzeitig die Rente zu beantragen.

Bisher wurde sie wegen Haltungsschmerzen im Bereich der Wirbelsäule bei Bandscheibenschäden, einer Trigeminusneuralgie und *rheumatoider Arthritis* behandelt. Die medikamentösen und physikalischen Therapieversuche hatten aber zu keiner ausreichenden Symptomverbesserung geführt und mussten oft aufgrund von Nebenwirkungen (innere Unruhe, Müdigkeit, Übelkeit und Erbrechen) wieder abgesetzt werden. Sie hat sehr viele Spezialisten aufgesucht und auch einen Behandlungsversuch in einer Schmerzfachklinik (multimodale Schmerztherapie) gemacht.

Aktuell klagte die Patientin über unspezifische heftige Schmerzen (NRS 9/10), meist dumpf, stechend, im ganzen Körper, vorrangig als Muskelschmerzen der Arme und Beine, gelegentlich aber auch als Kopfschmerzen. Außerdem kam es immer wieder zu einschießendem starkem Schwitzen. Bei längerem Stehen fühlte sie sich erschöpft und schaffte es nicht, mehr als 20 Minuten durchgehend ohne Pause zu arbeiten. Neben der allgemeinen schnellen Erschöpfung wurde noch Tagesmüdigkeit bei Ein- und Durchschlafstörungen berichtet.

Die klinische Untersuchung ergab darüber hinaus eine Schmerzempfindlichkeit, vor allem bei Druck auf bestimmte Stellen. Diese Triggerpunkte im Bereich von Sehnenansätzen, zusammen mit den geschilderten Beschwerden, sind typisch für das Fibromyalgie-Syndrom. Insgesamt bestand eine deutliche Reduktion der Lebensqualität mit Einschränkungen im sozialen, kulturellen und beruflichen Bereich, sodass wir eine Cannabistherapie vorgeschlagen haben – die schließlich auch Linderung bringen sollte.

Cannabis-Vollspektrumextrakt: 4 mg THC – 4 mg THC – 8 mg THC / 8 mg CBD
Cannabisblüten: 12 mg THC / 12 mg CBD bis zu dreimal pro Tag

- Entspannung der Muskulatur
- Besserung der Schmerzen (NRS 5/10)
- verlängerte nächtliche Schlafphase

Bouchard-Arthrose[49]

Welche konkreten Mechanismen die Entwicklung von arthrotischen Gelenkveränderungen auslösen, ist bis heute nicht vollständig erforscht. Fakt ist jedoch, dass es im betroffenen Gelenk zu einem fortschreitenden Knorpelabbau kommt und im weiteren Krankheitsverlauf auch die umliegenden Gelenkstrukturen (wie Gelenkflächen) zunehmend Schaden nehmen. In der Folge kommt es zu Schmerzen, Bewegungsbeeinträchtigungen und Entzündungszeichen wie Schwellungen. Wenn sich der Gelenkverschleiß in den Fingergelenken nicht auf eine bestimmte Ursache zurückführen lässt, spricht man von einer primären Arthrose.[50] Wahrscheinlich spielen neben einer familiären Vorbelastung auch hormonelle Faktoren sowie eine langfristige Überbelastung der Fingergelenke bei der Entstehung der Fingerarthrose eine Rolle. Typische Symptome sind Schmerzen in den Händen oder in einzelnen Fingergelenken. Vor allem Greif- und Haltebewegungen, wie sie zum Beispiel für das Öffnen von Schraubverschlüssen nötig sind, verschlechtern sich zunehmend. Sind die Endgelenke oder Mittelgelenke der Finger von Arthrose betroffen, zeigt sich dies meist auch durch die Bildung von knöchernen Auswachsungen, wie Knoten oder »Höckern«.

Patientinnengespräch zu Schmerzen bei Fingerarthrose

Katrin U. ist 29 Jahre alt und leidet aufgrund einer Fingerarthrose unter chronischen Schmerzen. Im Alter von 18 Jahren begann ohne ersichtlichen Grund ihr Zeigefinger am Mittelgelenk anzuschwellen. Nach einer Woche verschlechterte sich der Zustand so sehr, dass sie ihren Finger nicht mehr bewegen konnte. Das war im November 2012. Auf der Suche nach der richtigen Diagnose besuchte sie verschiedene Ärzte. Sie wurde mit unterschiedlichsten Therapien behandelt, bis hin zu einer Operation des Fingergelenkes. Doch alle Behandlungsversuche blieben erfolglos.

Im Oktober 2013 suchte sie einen weiteren Rheumatologen auf, der ein Röntgenbild erstellte. Nachdem bisherige MRT- und Ultraschallaufnahmen unauffällig waren, konnten jetzt ein Knorpeldefekt und ein verengter Gelenkspalt festgestellt werden. Die ursprünglich akute Entzündung hatte sich zu einer chronischen Arthrose entwickelt. Die Diagnose lautete *Bouchard*-Arthrose. Ihr wurde der Einsatz eines Kunstgelenks vorgeschlagen, was Frau U. keinesfalls wollte. Sie litt unter den typischen Symptomen wie starken Schmerzen im Fingermittelgelenk, Bewegungsbeeinträchtigungen und unter den sogenannten *Bouchard*-Knoten: Knochenauswachsungen am betroffenen Gelenk.

Frau U. wurde mit unterschiedlichen Schmerzmitteln behandelt. Es begann mit Ibuprofen und Kortisonpräparaten. Nachdem dies keine Wirkung zeigte, wurde sie auf die Opioide Tilidin und später auf Hydromorphon eingestellt. Von den Opioiden bekam sie starke Nebenwirkungen. Bei einer längerfristigen Opioid-Einnahme kommt es außerdem zu einer Toleranzentwicklung.[51] Der Körper gewöhnt sich an das Opioid und es zeigt bei der gewohnten Dosierung keine Wirkung mehr. Somit muss die Dosis erhöht werden, was wiederum zu stärkeren Nebenwirkungen führen kann – so wie es bei Frau U. geschah. Trotz der starken Schmerzmittel konnte sie aufgrund der starken Schmerzen nicht schlafen. Das wirkte sich auf ihre Konzentrations- und Leistungsfähigkeit aus. Zu dieser Zeit befand sie sich gerade im Pharmaziestudium.

Zusätzlich bekam sie ein Antidepressivum, was häufig als Co-Medikation bei starken chronischen Schmerzen verordnet wird.[52] Auch das Antidepressivum verursachte bei ihr starke Nebenwirkungen wie verschwommenes Sehen, Mundtrockenheit, Benommenheit und Gleichgewichtsstörungen.

Durch ihr Studium hörte sie 2016 von Cannabis als Therapieoption bei chronischen Schmerzen. Sie besorgte sich Fachliteratur und setzte sich eingehend mit dieser Therapie auseinander. Als dann im Jahr 2017 das »Cannabis als Medizin«-Gesetz herauskam, suchte sie einen Arzt, der sie bei der Cannabistherapie begleiten konnte. Gemeinsam mit ihm hat sie den Kostenübernahmeantrag für die Krankenkasse ausgearbeitet, dem auch stattgegeben wurde. Das Hydromorphon konnte sich unter der Cannabistherapie langsam ausschleichen.[53] Seit Herbst 2018 nimmt sie nur noch Cannabis als Medikation gegen ihre chronischen Schmerzen. Sie therapiert mit Blüten, die sie über einen Vaporisator inhaliert.

Tumor des Stamm- und Kleinhirns

Der Hirnstamm ist eine Informationsschaltstelle zwischen Gehirn und Kleinhirn sowie Rückenmark. Er kontrolliert die Bewegungen der Augen und die Mimik. Zudem ist er für lebenswichtige Funktionen wie Atmung, Blutdruck und Herzschlag zuständig. Das Kleinhirn ist für die Koordination der Bewegungen und für das Gleichgewicht verantwortlich.[54] Es begrenzt die Rückseite der sogenannten Brücke (*Pons*), die Teil des Hirnstamms ist. Von dieser Brücke gehen wichtige Hirnnerven aus, wie beispielsweise der Gesichtsnerv, der Gehör- und Gleichgewichtsnerv sowie der Nerv, der für die Augenbewegungen zur Seite verantwortlich ist. Die Brücke enthält auch Teile des Atem-, Kreislauf- und Aktivitätszentrums.[55] Durch die Nähe von Kleinhirn und Hirnstamm betrifft eine Tumorerkrankung einer Region meist beide, wie auch bei Jan P. aus dem folgenden Beispiel.

Eine Langzeitfolge der Tumorbehandlung können unter anderem regelmäßig auftretende Kopfschmerzen und Migräneattacken sein. Zudem kann es zu einer erhöhten Gefahr von Schlaganfällen kommen.[56] Medizinalcannabis wird in diesem Fall für die Begleitsymptome und Spätfolgen der Tumorerkrankung eingesetzt.

Patientengespräch zu chronischen Schmerzen nach einem Gehirntumor

Jan P. ist 37 Jahre alt und unterstützt als IT-Fachmann Firmen in der IT-Sicherheit. Seine schwere Erkrankung begann schon im Kindesalter. In der dritten Schulklasse in einem Alter von neun Jahren bemerkte er Koordinationsstörungen. Als die Beschwerden anhielten, gingen seine Eltern mit ihm zum Arzt. Die Symptome wurden allerdings nicht ernst genommen. Man vermutete psychische Probleme und Schulangst. Nach mehreren fruchtlosen Arztbesuchen gingen seine Eltern mit ihm zu einer Heilpraktikerin, in der Hoffnung, hier Hilfe zu finden. Inzwischen war Jan zwölf Jahre alt. Die Heilpraktikerin empfahl den Eltern, dass sie eine CT-Untersuchung ihres Sohnes veranlassen sollten. Dabei stellte man einen Gehirntumor am Klein- und Stammhirn fest. Es folgte die Überweisung in ein Krankenhaus und erneute Untersuchungen. Die Ärzte klärten die Eltern und Jan auf. Er bekam die Prognose einer 30-prozentigen Überlebenschance. Ein großer Schock für die Eltern. Jan selbst konnte mit seinen zwölf Jahren die Schwere seiner Erkrankung sicherlich nicht überblicken. In höchster Eile wurde eine Operation des Tumors veranlasst. Nachdem er entfernt worden war, trat schon die nächste Komplikation auf: eine Hirnblutung. Um die Blutung zu stoppen, erfolgte eine weitere OP. Danach konnte Jan nahezu nichts mehr selbst. Er war linksseitig gelähmt, hatte massive Probleme bei der Bewegungskoordination und bei der Konzentration. Er beschreibt, dass er gesprochene Wörter nicht mehr verstehen konnte.

Zwei Wochen nach der letzten Operation kam er in eine Reha-Einrichtung. Dort kämpfte er sich fünf Monate lang wieder ins Leben zurück. Durch spezielle physiotherapeutische Maßnahmen wurde seine Mobilität wiederhergestellt. Er trainierte täglich seine Konzentration, sein Sprachverständnis und das Sprechen. Noch heute muss er ständig sein Gehirn trainieren, wie Jan P. berichtet. Seine Schmerzen im Kopfbereich wurden mit starken

Schmerzmitteln behandelt, die nach zweieinhalb Monaten abgesetzt wurden. Er erzählt, dass er danach immer noch Kopfschmerzen hatte. Er traute sich allerdings nicht, darüber zu sprechen. Zu groß war die Angst vor einer erneuten Operation. Zu diesem Zeitpunkt war er immer noch zwölf Jahre alt. Durch ein intensives Lerntraining konnte Jan nach den fünf Monaten in der Reha wieder in die Schule gehen. Er schloss die Realschule erfolgreich ab und machte erst eine Ausbildung zum technischen Zeichner. Danach ließ er sich noch zum IT-Systemadministrator weiterbilden.

Mit 18 Jahren hatte er den ersten Kontakt mit Cannabis. Mit Freunden konsumierte er es als Freizeitdroge und machte eine erstaunliche Entdeckung. Er beschreibt, dass es ein Gefühl war, als wenn »eine Blume aufgeht«. Seine Konzentration verbesserte sich und es war, als wenn sich der Nebel lichtete und der Blick klar wurde. Das war im Jahr 2005, also lange vor dem »Cannabis als Medizin«-Gesetz. Aus diesem Grund wusste Jan noch nichts über den therapeutischen Einsatz von Medizinalcannabis und auch bei den meisten Ärztinnen und Ärzten war die Therapieform nicht bekannt. Somit blieb es beim gelegentlichen Freizeitkonsum. Er scheute sich, seinen Eltern von dem therapeutischen Effekt zu erzählen, da er nicht erwartete, auf Verständnis zu stoßen.

Seine chronischen Schmerzen hielten weiterhin an, bis es ihm dann 2017 so schlecht ging, dass er es kaum noch aushielt. Bei der Untersuchung stellte man einen Hirninfarkt fest, der aber nicht akut war, sondern schon längere Zeit zurücklag. Um seine Schmerzen erträglicher zu machen, erzählte er seinem behandelnden Arzt von der Wirkung, die Cannabis bei ihm hat. Dieser verschrieb ihm dann Medizinalcannabis und stellte einen Antrag auf Kostenübernahme. Diese wurde ihm befristet genehmigt. Nach Ablauf der Befristung musste Jan P. seine Therapie selbst bezahlen. Er klagte eine weitere Übernahme der Kosten bei der Krankenkasse ein und wartet bis heute auf einen positiven Bescheid. Seit der Therapie mit Medizinalcannabis kommt er besser mit seinen Kopfschmerzen zurecht, fühlt sich konzentrierter und klarer. Das Leben ist wieder lebenswerter für ihn geworden.

LEBENSQUALITÄT in der Palliation

Die Anwendung von Cannabis in der Palliativmedizin bei Krebspatientinnen und -patienten erfolgt in der Regel ausschließlich zur Verbesserung der Lebensqualität, da ein direkter Einfluss auf die Tumorerkrankung bisher wissenschaftlich nicht ausreichend nachgewiesen ist. Zudem steht oft die Reduktion von Nebenwirkungen anderer Medikamente im Mittelpunkt.

Fallbeispiel für Tumorschmerz

Michael T. ist ein 62-jähriger Patient mit knöchernen Metastasen bei einem Lungentumor. Die Chemotherapie wurde wegen fehlender Aussicht auf Erfolg abgebrochen. Unter der bisherigen Begleittherapie konnte keine hinreichende Schmerzkontrolle erzielt werden. Da die Lebensqualität bereits durch Müdigkeit, Gangstörungen und Schwindel beeinträchtigt war, konnten die eingesetzten Medikamente nicht weiter gesteigert werden.

Es erfolgte eine Cannabistherapie, die auch Symptome wie Übelkeit, Inappetenz, Schlafstörungen und Depressivität berücksichtigte, und sie konnte das Leiden von Herrn T. lindern.

Cannabis-Vollspektrumextrakt: 5 mg THC/CBD – 5 mg THC/CBD – 10 mg THC/CBD

- Verbesserung der Schmerzsymptomatik (NRS von 8/10 auf 5/10)
- Opioidgaben konnten verringert werden, Nebenwirkungen wie Müdigkeit und Schwindel wurden ebenfalls reduziert
- Linderung der Übelkeitssymptomatik

Fallbeispiel für Nebenwirkungen Übelkeit und Erbrechen

Annette J. ist eine 49-jährige Patientin mit Metastasen im Bauchraum bei Eierstockkrebs. Die Chemotherapie und die operativen Möglichkeiten waren ausgeschöpft. Ein halbes Jahr nach dem letzten Eingriff kam es zu starken Bauchschmerzen, die zunächst durch eine kontinuierliche Gabe von Morphin gebessert werden konnten. Es kam jedoch zu ausgeprägter Übelkeit, Erbrechen und Darmverstopfung, Letztere durch die hohen Morphingaben zusätzlich befördert. Unter der Cannabistherapie konnte die Patientin die Palliativstation regelmäßig verlassen und ganze Tage mit ihrer Familie verbringen.

Cannabis-Vollspektrumextrakt: 5 mg THC – 5 mg THC – 5 mg THC

- nahezu vollständiges Abklingen des Erbrechens und der Übelkeit

Fallbeispiel für Nebenwirkungen neuropathische Schmerzen, Gewichtsabnahme und Angstzustände

Harald L. ist ein 56-jähriger Patient mit Hirnmetastasen bei Lungenkarzinom. Aufgrund der fortgeschrittenen Erkrankung wurden sowohl das Primärkarzinom als auch die Metastasen als inoperabel eingestuft. Es erfolgten eine begleitende Schmerztherapie und eine hochdosierte Kortisontherapie. Dies führte zunächst zu einer deutlichen Besserung der Beschwerden.

Es blieben allerdings als dumpf und stechend sowie ziehend beschriebene Schmerzen (NRS 5/10), die nachts sowie bei längerem Liegen deutlich ausgeprägter waren und im Gesamtverlauf langsam zunahmen. Insgesamt war die Lebensqualität deutlich durch Schmerzen, Schlafstörungen, Gewichtsverlust und Angst beeinträchtigt. Es wurde daher eine zusätzliche Therapie mit Cannabinoiden durchgeführt, die Linderung brachte.

Cannabis-Vollspektrumextrakt: 5 mg THC / 5 mg CBD – 5 mg THC / 5 mg CBD – 5 mg THC / 5 mg CBD

- Reduktion der Schmerzsymptomatik auf NRS 3/10
- Minderung von Angst und Depressivität
- Verbesserung von Schlaf und Appetit mit gewünschter Gewichtszunahme
- Der Patient konnte noch ein Jahr im familiären Umfeld verbleiben.

PSYCHISCHE Störungen

Ein weiterer Anwendungsbereich von Cannabinoiden ist die Behandlung psychischer Störungen. Menschliches Erleben umfasst Gefühle, Denken, das Gedächtnis, die Aufmerksamkeit, das Handeln und die Wahrnehmung. Psychische Störungen können jeden dieser Bereiche betreffen. Krankheitswert haben aber nur erhebliche Abweichungen vom Erleben oder Verhalten psychisch gesunder Menschen. Sowohl die betroffene Person selbst als auch die Umwelt können unter der Symptomatik leiden.

Psychische Störungen äußern sich durch eine Vielzahl an Symptomen. Einzelne Symptome und Beschwerden sind für sich allein nie Beweis für das Vorliegen einer bestimmten Störung. Um die Fälle anschaulicher zu machen, sind diese ausführlicher beschrieben.

Therapieresistente Depression

Eine therapieresistente Depression bezieht sich auf eine Form von Depression, bei der herkömmliche Behandlungen wie Medikamente oder Psychotherapie nicht die erwarteten positiven Ergebnisse erzielen. Menschen mit therapieresistenter Depression können trotz wiederholter Therapieversuche weiterhin unter schweren depressiven Symptomen leiden. In solchen Fällen werden oft alternative Behandlungsansätze oder neuartige Therapien in Betracht gezogen. Es ist wichtig, dass Betroffene mit dem behandelnden Arzt oder der Ärztin zusammenarbeiten, um geeignete Optionen zu erkunden und die bestmögliche Unterstützung zu erhalten.

Eine der erst spät eingesetzten Möglichkeiten ist die Elektrokonvulsionstherapie (EKT). EKT ist eine Behandlung, die üblicherweise nur bei Patientinnen oder Patienten mit schwerer oder chronischer Depression zur Anwendung kommt, wenn sich gezeigt hat, dass medikamentöse und psychotherapeutische Behandlungen nicht ausreichend anschlagen. Sie gilt als wirksamstes Therapieverfahren bei schweren Depressionen.[57] Die EKT zählt zu den neurostimulatorischen Verfahren. Mithilfe von elektrischen Stromreizen werden Nervenzellen zum Wachstum angeregt und man vermutet eine Beeinflussung von Botenstoffen im Gehirn.[58] Früher sprach man von »Elektrokrampf-Therapie«.

Patientengespräch zur Depression

Jens S. leidet seit über zwölf Jahren unter schwersten Depressionen. Zusätzlich erfassten unerträgliche Schmerzen seinen ganzen Körper. Er kam morgens nicht mehr aus dem Bett und der Gang vom Schlafzimmer nach unten in die Küche oder ins Wohnzimmer war für ihn kaum möglich. Herr S. beschreibt, dass das ganze Leben für ihn sehr mühsam war. Er durchlief in diesen zwölf Jahren sämtliche Therapien, die zur Verfügung standen. Verschiedenste Antidepressiva und Schmerzmittel führten zu keinerlei Verbesserung seiner Symptome. Er erzählt von seiner Elektrokonvulsionstherapie, die als letzte Therapieoption bei resistenten Formen der Depression angewendet wird. Aber auch sie führte zu keiner Besserung.

Per Zufall stieß Herr S. im Jahr 2017 im Internet auf die Therapie mit Medizinalcannabis. Er fing an, sich intensiv mit diesem Thema zu beschäftigen. Er hatte noch nie Kontakt zu Cannabis, aber seine intensive Recherche ließ ihn hoffen, dass es ihm in Form einer Therapie helfen könnte. Gut vorbereitet und mit zahlreichen Krankenunterlagen ging er zu seinem Hausarzt. Da dieser den langen Leidensweg von Herrn S. begleitet hat und wusste, dass er als »austherapiert« galt, stand er der Therapie mit Cannabis offen gegenüber. Sein Psychiater war am Anfang skeptisch, Cannabis als Therapieform bei einer psychischen Erkrankung einzusetzen. Nachdem er allerdings sehen konnte, dass Herr S. während der Therapie mit Medizinalcannabis alle weiteren Medikamente absetzen konnte, war er sehr überrascht und öffnete sich gegenüber dieser Therapieform. Die Kostenübernahme durch die Krankenkasse wurde erst abgelehnt. Trotzdem hat Herr S. weitergekämpft, bis schließlich doch eingelenkt wurde. Seine erfolgreiche Therapie beschreibt er folgendermaßen: »Dank der Cannabistherapie bin ich agiler geworden, kann wieder am Leben teilnehmen und Lebensfreude empfinden. Ich spüre mich selbst wieder.«

Posttraumatische Belastungsstörung (PTBS)

Die Posttraumatische Belastungsstörung (PTBS) ist eine ernste psychische Erkrankung, die nach dem Erleben eines traumatischen Ereignisses oder dem Beobachten eines solchen auftreten kann. Solche Ereignisse können lebensbedrohlich, erschütternd und extrem belastend sein. Menschen mit PTBS haben Schwierigkeiten, das Trauma zu verarbeiten, und erleben anhaltende emotionale und psychische Belastungen.

Typische Symptome der PTBS können das Auftreten von unwillkürlichen, belastenden Erinnerungen, Flashbacks oder Albträumen zum traumatischen Ereignis sein. Daraus kann sich ein Vermeidungsverhalten entwickeln, was dazu führt, dass Situationen, Orte oder Aktivitäten, die an das Trauma erinnern, vermieden werden. Es kann auch eine emotionale Distanzierung von anderen passieren.

Eine PTBS kann negative Veränderungen der Gedanken und Stimmung auslösen. Anhaltende negative Gedanken über sich selbst oder andere, Gefühle von Entfremdung, anhaltende Schuld- oder Schamgefühle sind die Folge. Es kann auch zu einer übermäßigen Wachsamkeit, zu Reizbarkeit, Schlafstörungen und exzessiver Schreckhaftigkeit kommen. Die PTBS kann das tägliche Leben stark beeinträchtigen und zu erheblichem Leid führen.

Es ist wichtig zu betonen, dass nicht jeder, der ein traumatisches Ereignis durchmacht, zwangsläufig PTBS entwickelt. Die individuelle Resilienz, die Art des Traumas und unterstützende oder belastende Faktoren spielen eine Rolle.

Die Behandlung von PTBS umfasst oft Psychotherapie, insbesondere kognitive Verhaltenstherapie (KVT) und EMDR (*Eye Movement Desensitization and Reprocessing*), sowie in einigen Fällen Medikamente wie Antidepressiva und beruhigende, angstlösende Medikamente.[59]

Patientinnengespräch zur Posttraumatischen Belastungsstörung

Carla Z. ist 37 Jahre alt, sie ist verheiratet und hat drei Kinder. Seit Dezember 2020 ist sie Cannabispatientin. Sie leidet an einer Posttraumatischen Belastungsstörung, dazu kommen Depressionen und Migräne.

Seit ihrer Kindheit litt Carla an Schlafstörungen. Sie wurde von ihrem Vater sexuell missbraucht, was zu PTBS führte. Die Folge daraus waren Schlafstörungen. Schon mit 15 hat sie eine Ausbildung in der Gastronomie begonnen, einfach um von zu Hause wegzukommen, wie sie sagt. Als weitere Folge des PTBS stellten sich Depressionen und Migräne ein. Ihre Therapie bestand aus zahlreichen Psychotherapien, Psychopharmaka und Schmerzmitteln. Nichts allerdings hat ihr nachhaltig geholfen.

Zur Therapie mit Medizinalcannabis kam sie schließlich durch ihren Mann, der selbst Cannabispatient ist. Er schickte sie zu seinem behandelnden Arzt, der ihre Therapie seither begleitet. Sie hat anfangs einen Extrakt eingenommen, ist dann aber auf Blüten zur Inhalation umgestellt worden, da sie mit dieser Art der Dosierung besser zurechtkommt. Sie nutzt es als Bedarfsmedikation für Schmerzen, Migräne und Schlafstörungen, Angst- und Unruhezustände. Carla Z. beschreibt, dass sich die THC-Konzentration seit Beginn der Therapie nicht erhöht hat, sondern eher reduziert werden konnte. Sie und ihr Mann gehen sehr offen mit ihrer Therapie um. Sie haben ihre Kinder darüber aufgeklärt, welchen Unterschied es macht, Cannabis als Medizin oder als Droge einzusetzen. Auch das soziale Umfeld und die Schule der Kinder wurden informiert, um Gerüchten vorzubeugen.

Frau Z. erzählt, dass sie am Anfang Angst hatte, ihren Arbeitgeber über ihre Therapie zu informieren. Aber auch hier stieß sie durch ihre Offenheit auf Verständnis. Abschließend berichtet sie, dass sich das Leben ins Positive verändert hat und die Lebensfreude wieder in die Familie eingekehrt ist.

Fallbeispiel für Posttraumatische Belastungsstörung

Daniel F. ist zum Zeitpunkt der klinischen Vorstellung bei uns 34 Jahre alt. 2016 erlitt er im Zusammenhang mit einem Fahrradunfall ein schweres Schädel-Hirn-Trauma. Die Primärfolgen des Traumas verheilten gut, doch kam es nach der Entlassung aus dem Krankenhaus zunehmend zu Beschwerden, die den Alltag beeinträchtigten. Während er vorher, auch unter hohem Druck, gute Arbeitsleistungen erbrachte, war ihm dies jetzt nicht mehr möglich. Der Tag war geprägt durch stechende und einschnürende Kopfschmerzen, die sich unter Belastung verstärkten. Er zog sich immer mehr zurück und brach soziale Kontakte ab. Letztlich wurde Herr F. arbeitsunfähig. Es folgten verschiedene medikamentöse Therapieversuche und eine Schmerztherapie in einer psychosomatischen Spezialklinik mit anschließender ambulanter Weiterbetreuung.

Bei der Aufnahme in unserer Klinik beschrieb der Patient seine Kopfschmerzen abhängig von der Situation. So waren diese nach dem Aufwachen und nach Reizüberflutung besonders ausgeprägt (NRS 9/10) und besserten sich nach einer Ruhephase (NRS 6/10). Die medikamentöse Schmerztherapie konnte das Bild nur unwesentlich beeinflussen. Hinzugekommen waren Schlafstörungen (maximale Schlafdauer mit Medikation zwei bis vier Stunden), deutliche Einschränkungen im Denken und Temperaturregulationsstörungen, die wir in Belastungssituationen nachmessen konnten.

Neben Ergotherapie, Physiotherapie und Entspannungstechniken etablierten wir eine Cannabiskombinationstherapie aus Vollspektrumextrakten und inhalierten Blüten. Mit Erfolg.

Cannabis-Vollspektrumextrakt: 5 mg THC – 5 mg THC – 10 mg THC
Cannabisblüten zur Inhalation: 15 mg THC bis zu dreimal pro Tag

- Schmerzlinderung auf 4/10 bis 5/10
- verbessertes Schlafverhalten (Durchschlafen möglich)
- Reduktion der vorbestehenden Medikation
- verbesserte Belastbarkeit – Wiederaufnahme der beruflichen Tätigkeit mit reduzierter Arbeitszeit

Borderline-Störung

Bei der Borderline-Störung[60] handelt es sich um eine Persönlichkeitsstörung, die durch Impulsivität und Instabilität von Emotionen und Stimmungen geprägt ist. Diese Impulsivität und Instabilität charakterisieren auch die Identität der Betroffenen, ebenso ihre zwischenmenschlichen Beziehungen. Betroffene sind unfähig, ihre inneren gefühlsmäßigen Zustände zu kontrollieren. Es dominieren unangenehme Spannungszustände, die oft als unerträglich erlebt werden. Um diese Spannungszustände zu verändern, entwickeln Borderline-Patientinnen und -Patienten Strategien, wie die Selbstverletzung mit Messern oder Rasierklingen. Aber auch gefährliche Verhaltensweisen wie zu schnelles Autofahren werden zum Spannungsabbau genutzt. Diese Strategien verschaffen den Betroffenen allerdings nur kurzfristig ein Gefühl der Entspannung und Ruhe.

Menschen, die an einer Borderline-Persönlichkeitsstörung leiden, fühlen sich innerlich zerrissen, haben ein gestörtes Selbstbild und eine gestörte Körperwahrnehmung. Diese verzerrte oder sogar aufgelöste Wahrnehmung des Körpers entsteht durch die andauernde intensive Anspannung.

Neben den Spannungszuständen treten auch Emotionen wie Schuld, Scham, Ohnmacht und Selbstverachtung auf. Das mangelnde Selbstwertgefühl hat zur Folge, dass zwischenmenschliche Beziehungen erschwert sind. Die Sehnsucht nach Geborgenheit und Zuwendung wechselt sich ab mit der Angst vor sozialer Nähe. Zusätzlich kann die Angst vor dem Verlassenwerden existenzielle Ausmaße annehmen.

Als Ursache für eine Borderline-Störung werden genetische Faktoren als ein Anteil diskutiert. Den anderen Anteil machen persönliche Lebenserfahrungen aus. In der Biografie der Betroffenen finden sich sexuelle und körperliche Gewalterfahrungen sowie schwere Vernachlässigung. Oftmals werden diese Erfahrungen bereits in der frühen Kindheit gemacht, was zu konkreten Veränderungen im Gehirn führt.[61]

An einer Borderline-Störung leiden etwa drei Prozent der Bevölkerung. Die ersten Anzeichen treten meist schon im Jugendalter auf. Männer und Frauen sind gleichermaßen betroffen, wobei Frauen häufiger bereit sind, sich in eine Therapie zu begeben. Mehr als 60 Prozent der Betroffenen haben mindestens einen Suizidversuch verübt. Die Wichtigkeit einer professionellen Behandlung wird aufgrund der Schwere der Persönlichkeitsstörung deutlich.

Patientinnengespräch zur Borderline-Persönlichkeitsstörung

Jana M. ist 29 Jahre alt und hat eine Borderline-Persönlichkeitsstörung. Dazu kommen Depressionen, eine Angst-Panik-Störung und eine Posttraumatische Belastungsstörung. Seit Januar 2022 ist sie Cannabispatientin. Sie berichtet, dass die Borderline-Persönlichkeitsstörung ihren gesamten Alltag bestimmt hat.

Aber auch die Depression ist durch ihre Familiengeschichte geprägt. Ihre Großmutter litt über 50 Jahre lang an einer nicht therapierbaren, chronischen Depression. Die Familie kommt aus der ehemaligen DDR und Jana M. berichtet, dass zahlreiche Tests mit ihrer Großmutter durchgeführt und immer wieder unterschiedliche Antidepressiva verabreicht wurden. Durch die psychische Erkrankung konnte die Mutter ihres Vaters nicht wirklich am Leben teilnehmen, was wiederum Janas Vater schon in seiner Kindheit sehr geprägt hat. Auch Jana wurde durch den Leidensweg ihrer Großmutter beeinflusst und sie wollte keinesfalls den gleichen Werdegang einschlagen.

Trotz alledem war Janas Leidensdruck so hoch, dass sie sich in einem Alter von 15 Jahren auf eigenen Wunsch stationär in einer psychiatrischen Einrichtung behandeln ließ. Diese Erfahrung war eher traumatisch für sie. Sie führt das darauf zurück, dass im Jahr 2010 noch andere Behandlungsmethoden eingesetzt wurden als heute. Erst die Gesprächstherapien mit einer Therapeutin, die den Ansatz »Hilfe zur Selbsthilfe« verfolgte, halfen ihr schließlich.

Mit 21 Jahren wurde Jana M. kurzzeitig mit einem Antidepressivum therapiert. Starke Nebenwirkungen wie Kreislaufprobleme, Schläfrigkeit und Konzentrationsstörungen veranlassten sie allerdings, die Therapie abzubrechen. Teilweise schlief sie 14 bis 16 Stunden und durch die Kreislaufprobleme war sie oft nicht arbeitsfähig. Sie berichtet, dass sie sich wie »ausgeknockt« und vom Leben ausgeschlossen gefühlt hat. Nach dem Absetzen des Antidepressivums litt sie unter Entzugserscheinungen[62] und fühlte sich körperlich krank.

Erste Erfahrung mit Cannabis hat Jana M. schon in der Jugend gemacht. Damals löste der Konsum bei ihr eine Panikattacke aus. Aus diesem Grund hat sie sich lange Zeit nicht mehr an die Droge herangetraut. Erst mit 21 Jahren hat sie wieder Cannabis konsumiert und festgestellt, dass es ihr gerade bei den depressiven Episoden hilft. Das brachte sie auf die Idee, einen Therapieversuch mit Medizinalcannabis zu wagen. Ihre Hausärztin hatte damals keinerlei Erfahrung mit einer solchen Therapie, war aber offen dafür, ihre Patientin dabei zu unterstützen.

Heute therapiert Jana M. mit CBD-reichen Blüten, die sie inhalativ anwendet. Das hilft ihr, die Medikation genau dann einzusetzen, wenn sie sie benötigt. Der schnelle Wirkeintritt ist für sie entscheidend. Seit der Therapie mit Medizinalcannabis hat Jana eine bessere Kontrolle über ihre Emotionen. Sie ist ruhiger und entspannter. Ihre Familie und ihr soziales Umfeld stehen der Therapie sehr offen gegenüber. Sie hat bis heute allerdings keine Kostenübernahme durch die Krankenkasse zugesagt bekommen und muss die Therapie selbst bezahlen, was für sie nicht leicht ist. Sie wird weiterhin versuchen, die Krankenkasse zu überzeugen, was allerdings bei psychischen Erkrankungen nicht einfach ist, da die Studienlage dazu aus der Sicht der Kassen noch nicht ausreichend ist.

Das Tourette-Syndrom

Das *Gilles-de-la-Tourette*-Syndrom, häufiger nur *Tourette*-Syndrom genannt, wurde erstmals im Jahre 1827 in der Wissenschaft erwähnt. Es handelt sich hierbei um plötzlich auftretende, rasche, sich wiederholende Bewegungs- und Geräusch-Tics. Die nichtmotorischen Tics können auch isoliert auftreten.

Bewegungs-Tics führen zu kurzen, umschriebenen Bewegungen an nur einem Körperteil, zum Beispiel im Gesicht und am Kopf, etwa Augenblinzeln, Grimassieren, Naserümpfen und Kopfwerfen, die zumeist nicht rhythmisch sind. Diese Tics können aber auch wesentlich komplexer sein, wenn mehrere Muskelgruppen beteiligt sind, wie Springen, Hüpfen und das Drehen um die eigene Achse. Sonderformen sind *Kopropraxie* (das Zeigen obszöner Gesten) und die *Echopraxie* (das Imitieren von Bewegungen anderer). Einfache vokale Tics sind unwillkürliche, absichtslose Lautäußerungen wie Räuspern, Husten, Schniefen oder andere Nasal-

und Rachenlaute. Sonderformen komplexer vokaler Tics sind die *Koprolalie* (das Aussprechen obszöner und aggressiver Ausdrücke) ebenso wie die *Palilalie* (das Wiederholen selbst ausgesprochener Wörter ähnlich einem Stottern oder Sprechblockaden) und die *Echolalie* (das Wiederholen von gehörten Geräuschen oder Wörtern anderer). Tics verändern sich im Verlauf hinsichtlich ihrer Lokalisation, Schwere, Häufigkeit und Komplexität. Die Schwankungen treten spontan auf, also völlig unabhängig von äußeren Einflussfaktoren.

Die Krankheit manifestiert sich vor dem 18. Lebensjahr und tritt typischerweise erstmals im Grundschulalter zwischen dem sechsten und achten Lebensjahr auf. Selten liegt der Beginn bereits vor dem vierten Lebensjahr.

Auch wenn in den letzten Jahren erhebliche Fortschritte in der Erforschung des Tourette-Syndroms erzielt wurden, so ist die Ursache nach wie vor nicht sicher geklärt. Mehrheitlich wird aber eine Störung in verschiedenen Botenstoffsystemen des Gehirns, insbesondere des dopaminergen Systems, vermutet.

Fallbeispiel für eine Tic-Störung

Julian M. ist 27 Jahre alt, als er sich in der Klinik vorstellt. Seit der Kindheit bestehen bei ihm unwillkürliche Zuckungen im Halsbereich mit ruckartigen Bewegungen des Nackens bzw. Kopfes. Erstmalig wurde er im Alter von zwölf Jahren beim Kinderarzt vorstellig. In der Schule war aufgefallen, dass sich die Beschwerden unter Stress verstärkten. Außerdem wurde er von den Mitschülern nachgeahmt und gemobbt.

Zunächst erfolgte eine spezifische Psychotherapie, die im weiteren Verlauf durch eine medikamentöse Leitlinientherapie ergänzt wurde. Julian M. gelang es, einen Hauptschulabschluss zu erreichen und eine Lehre als Mechatroniker abzuschließen. Die unwillkürlichen Zuckungen nahmen aber unter der Anspannung zu und die bestehende Therapie wurde um Psychopharmaka erweitert. Das ist nicht ungewöhnlich und hilft einige Zeit, die Beschwerden zu lindern. In seiner beruflichen Karriere war es Herrn M. möglich, in einer größeren Firma eine Tätigkeit am Fließband auszuführen. Aber auch die Arbeitskollegen gingen wenig verständnisvoll mit ihm um und die Beschwerden breiteten sich auf Zuckungen im Schulterbereich beidseits aus. Es wurde ihm unmöglich, seine Tätigkeit weiter auszuüben. Es kam zu Krankschreibung und Arbeitsunfähigkeit.

Als sich Herr M. in der Klinik vorstellte, bestanden zusätzlich Schlafstörungen und eine verzweifelte bis depressive Stimmungslage sowie Stottern beim Sprechen. Wir haben die Tics unter standardisierten Bedingungen aufgezeichnet und ließen den Patienten unter ergotherapeutischer und logopädischer Anleitung zahlreiche Trainingsübungen durchführen. Dies ermöglichte uns auch, die begonnene Therapie mit Cannabis auf Wirksamkeit zu überprüfen und eine entsprechende Verordnung zu begründen. Letztlich gelang es, den Patienten im Rahmen einer beruflichen Wiedereingliederung und mit zusätzlichen Arbeitspausen an seinem alten Arbeitsplatz neu zu integrieren.

Cannabis-Vollspektrumextrakt: 0 – 0 – 10 mg THC
Cannabisblüten zur Inhalation: 9 mg THC – 9 mg THC – 0

- deutliche Reduzierung der Tics
- Sprechen, insbesondere beim lauten Lesen, funktioniert fließend
- während der Arbeitszeit weniger motorische Tics und kein Mobbing mehr

ADHS

ADHS (Aufmerksamkeitsdefizit-Hyperaktivitätsstörung) gilt als angeborene Störung, die sich schon im frühen Kindesalter bemerkbar machen kann. Diese Störung kann lange bestehen, bevor sie diagnostiziert wird. Die ADHS-Symptome äußern sich allerdings bei Säuglingen, Kleinkindern, Kindern, Jugendlichen und Erwachsenen unterschiedlich.

ADHS ist die häufigste psychiatrische Erkrankung bei Kindern und Jugendlichen. Zwei bis sechs Prozent aller Kinder in Deutschland leiden daran – Jungen deutlich häufiger als Mädchen.[63] Lange dachte man, ADHS sei eine Art »Kinderkrankheit« und wachse sich aus. Tatsächlich aber leiden auch viele Erwachsene daran, denn nur bei einem Teil der Kinder verschwinden die Symptome mit dem Älterwerden. Eine repräsentative Studie hat gezeigt, dass 4,7 Prozent der erwachsenen Deutschen an ADHS leiden.[64]

Wissenschaftler gehen davon aus, dass ADHS durch eine gestörte Signalübermittlung im Gehirn verursacht wird. Botenstoffe wie Dopamin und Noradrenalin sind für Aufmerksamkeit, Antrieb und Motivation zuständig. Hier ist der Stoffwechsel gestört und das Gehirn kann die permanent heranströmenden Informationen nicht richtig verarbeiten. Es kommt also regelrecht zu einer Reizüberflutung. Kinder mit ADHS zeigen nicht immer die gleichen Symptome. Viele sind hyperaktiv, chaotisch, strotzen vor Impulsivität und lassen sich leicht ablenken. Dadurch kommt es oftmals zu Problemen in der Schule. Es können aber auch andere Symptome auftauchen. Mädchen zum Beispiel können eher verträumt, unkonzentriert und vergesslich reagieren. Erwachsene zeigen wieder andere Symptome. Sie sind weniger hibbelig und hyperaktiv, sondern eher vergesslich und unkonzentriert. Sie sind unorganisiert und es fällt ihnen schwer, Aufgaben zu Ende zu bringen. Das hat sowohl im Beruflichen wie im Privaten Auswirkungen. Oft kommen noch Depressionen, Persönlichkeitsstörungen und Ängste hinzu.

ADHS lässt sich bisher nicht heilen, sondern es werden Arzneimittel eingesetzt, welche die Botenstoffe Dopamin und Noradrenalin im Gehirn freisetzen und wieder für eine ungestörtere Signalübermittlung sorgen. Meist erhalten die Patientinnen und Patienten zusätzlich eine Psychotherapie, die ihnen hilft, Stress zu verarbeiten und sich besser zu konzentrieren und zu organisieren.

Unbehandelt kann ADHS lebenslange soziale Folgen haben. Viele Betroffene scheitern bereits am Schulabschluss und haben Schwierigkeiten, eine Arbeit zu finden. Doch ADHS hat nicht nur negative Seiten. Manche Betroffene sind ausgesprochen kreativ und strotzen vor Energie. Gelingt es, diese positiven Eigenschaften in gesunde Bahnen zu lenken, können Menschen mit ADHS sehr erfolgreich im Beruf – insbesondere in kreativen Bereichen – sein.

Zwei Patientengespräche zu ADHS

Felix K. ist 30 Jahre alt, hat ADHS und behandelt seine Erkrankung seit 2018 erfolgreich mit Medizinalcannabis. ADHS beginnt typischerweise im Kindesalter, so auch bei Felix K. Im Alter von acht Jahren wurde von einem Facharzt durch spezielle Untersuchungsmethoden die Diagnose ADHS gestellt. Felix war auch vorher schon ein sehr aufgewecktes Kind und man hat versucht, durch Ergotherapie seinen Bewegungsdrang in konstruktive Bahnen zu lenken. Es folgte eine Behandlung mit den typischen Arzneimittelgruppen, die laut Leitlinie bei ADHS empfohlen werden. Dazu gehören stimulierende Stoffe wie Sympatomimetika,[65] also Arzneimittel, die die Wirkung des Sympathikus verstärken. Gefolgt von synthetischen Amphetaminen[66] und Noradrenalin-Wiederaufnahmehemmern.[67] Keines der bei Felix K. eingesetzten Arzneimittel brachte eine Besserung.

Den Höhepunkt erreichte seine Störung, als er 16 Jahre alt war. Er konnte nicht mehr schlafen oder essen, er konnte nicht klar denken und war ständig in Flashbacks aus seiner Kindheit gefangen. Felix' Kindheit war durch einige traumatische Ereignisse geprägt, die durch die Medikamente immer wieder hochkamen. Daraufhin wurden ihm versuchsweise Placebos gegeben, um festzustellen, ob die eingesetzten Medikamente außer Nebenwirkungen bei ihm auch eine Wirkung erzielten. Die Einnahme der Tabletten ohne Wirkstoff, die genauso aussahen wie seine wirkstoffhaltige Medizin, konnte eindeutig nachweisen, dass außer den Nebenwirkungen kein Behandlungserfolg eingetreten war. Daraufhin wurde die Behandlung eingestellt und er blieb ab seinem 17. Lebensjahr unbehandelt.

Im Jugendalter hatte Felix K. erste Kontakte zu Cannabis als Freizeitdroge. Er berichtet, dass dies für ihn ein ungewöhnliches Erlebnis war. Während seine Freunde eher müde und entspannt wurden, hatte Cannabis bei ihm den Effekt, dass er sich plötzlich sehr klar und konzentriert fühlte. Damals konnte er noch nicht den Zusammenhang herstellen, dass Cannabis eine Therapieform für ihn darstellen könnte. Erst 2018 machte ihn seine Freundin auf ein YouTube-Video einer Ärztin aufmerksam, die über die Therapie mit Cannabis bei Posttraumatischen Belastungsstörungen und bei ADHS sprach. Das hat Felix K. dazu bewogen, sich in einer Apotheke beraten zu lassen. Eine große Hürde stellte dann allerdings die Suche nach einem geeigneten Arzt dar. Die Ärzte, die er aufsuchte, lehnten anfangs eine Therapie seiner ADHS mit Cannabis ab. Nach vielen Umwegen gelangte er dann endlich zu einem Arzt, der bereit war, eine Therapie mit Cannabis zu begleiten.

Felix K. kommt am besten mit der inhalativen Form des Cannabis, also den Blüten, zurecht. Die orale Form legt ihn total lahm, wie er es beschreibt. Seit der Therapie mit Cannabis kann er sich besser konzentrieren, organisieren, er kann schlafen und wieder für seine Familie da sein. Bis heute kämpft er allerdings um die Kostenübernahme durch seine Krankenkasse.

Auch mit Maik B. führten wir ein Gespräch. Er hat ADHS und bezeichnet sich selbst als Spätdiagnostizierter. Er bekam erst mit 35 Jahren die

Diagnose. Vorher wurde er seit seinem 18. Lebensjahr gegen Depressionen behandelt, die aber nur ein Symptom seiner ADHS waren. Die Antidepressiva, mit denen Maik behandelt wurde, konnten keine nachhaltige Besserung bringen. Er erlitt zudem starke Nebenwirkungen. Nach der Diagnosestellung wurde auch er mit den von der Leitlinie empfohlenen Medikamenten behandelt. Wie auch Felix K. hatte Maik B. damit aber keine Therapieerfolge, sondern nur starke Nebenwirkungen.

Seinem Psychiater berichtete er von seinen Vorerfahrungen mit Cannabis im Freizeitkonsum. Das weckte die Neugier des Arztes und er verschrieb Maik ein Privatrezept. Die Therapie war so erfolgreich, dass der Arzt daraufhin einen Antrag auf Kostenübernahme bei der Krankenkasse stellte, der auch genehmigt wurde. Die Wirkung von Cannabis bei seiner Symptomatik beschreibt Maik sehr anschaulich. Er habe das Gefühl, in einem Karussell zu sitzen, was sehr schnell fährt. Die Musik im Karussell ist wahnsinnig laut und überall ist Kindergeschrei. Nach der inhalativen Einnahme von Cannabis hält das Karussell an und es wird ruhiger um ihn herum. Seine Gedanken können sich sortieren und er kann sich besser konzentrieren. Dank der Therapie mit Cannabis konnte er im Alter von 45 Jahren noch eine Umschulung zum Veranstaltungskaufmann erfolgreich abschließen.

Typische Stärken von Menschen mit ADHS sind Kreativität, Hilfsbereitschaft, Einsatzfreude, Feinfühligkeit und Sensibilität. Dies Qualitäten zeigen auch die beiden beschriebenen Patienten, denn beide helfen gern und unterstützen mittlerweile andere Patientinnen und Patienten bei einer Cannabistherapie.

Fallbeispiel für ADHS

Bei dem jetzt 33-jährigen Herbert J. wurde im Alter von zwölf Jahren die Diagnose ADHS gestellt. Der Patient wuchs in schwierigen familiären Verhältnissen auf und wurde von der Fürsorgebehörde in einem Heim untergebracht. Sein Verhalten (geringe Frustrationstoleranz, anhaltende Konzentrationsstörung, chronische Ablenkbarkeit) wurde zunächst als typisch für ein Heimkind eingestuft. Erst nach der Diagnosestellung wurden Ergotherapie, um den Bewegungsdrang besser zu kanalisieren, und Verhaltenstherapie eingesetzt. Bei der verordneten medikamentösen Therapie mit Methylphenidat traten starke Nebenwirkungen (Schlafstörungen, Appetitlosigkeit, Konzentrationsstörungen) auf. Letztlich wurde die Medikation abgesetzt und der Patient verblieb lange Zeit ohne Ersatz.

Den ersten Kontakt mit Cannabis hatte Herr J. mit 18 Jahren. Er kann sich erinnern, damit ruhiger und konzentrierter gewesen zu sein. Ohne Cannabis fühlte er sich oft aggressiv, unruhig und hektisch, teilweise distanzlos. Wir gingen zu einer Behandlung mit Medizinalcannabis über. Der Erstantrag auf Erstattung der verordneten Cannabisblüten wurde von der Krankenkasse abgelehnt. Ein erneuter Antrag wurde dann aber mit der Forderung nach einer ärztlichen Verlaufskontrolle genehmigt.

Cannabisblüten zur Inhalation: 50 mg THC bis zu viermal tagsüber – abends 60 mg THC / 80 mg CBD

- deutliche Besserung der Konzentrationsstörung und der Ablenkbarkeit sowie Verringerung der Impulsdurchbrüche
- Besserung der Durchschlafstörung und der Angstsymptomatik

Autismus

Das eben besprochene ADHS gilt als typische Komorbidität des Atypischen Autismus. Es gibt eine große Bandbreite von Erscheinungsformen dieser Entwicklungsstörung, deshalb wird sie als Autismus-Spektrum-Störung bezeichnet.[68] Ihre genaue Ursache ist bis heute nicht geklärt. Allen Autismusformen liegen neurobiologische Ursachen zugrunde, welche die Entwicklung der Hirnstruktur, die damit zusammenhängende Entwicklung innerhalb des Nervensystems und die neuronale Erregbarkeit beeinflussen. Es konnten verschiedene genetische Risikofaktoren identifiziert werden, die teilweise vererbt werden, teilweise aber auch völlig neu entstehen. Als weitere Risikofaktoren werden ein hohes Alter von Mutter und Vater, Medikamenteneinnahme während der Schwangerschaft, wie zum Beispiel Antiepileptika oder Antidepressiva, oder eine Rötelninfektion während der Schwangerschaft diskutiert. Jungen sind häufiger betroffen als Mädchen. Man geht von einem Verhältnis von zwei bis drei Jungen auf ein Mädchen aus. Es gibt keine Medikamente, die die Autismus-Spektrum-Störung beeinflussen oder heilen könnten. Nur Sekundärsymptomatiken wie Schlafstörungen oder Aggressionsverhalten können durch Medikamente gelindert werden. Dies sind aber auch genau die typischen Symptome, die durch eine Cannabistherapie in Schach gehalten werden können. Diese Therapie ist allerdings nur bei Erwachsenen einsetzbar, da Cannabis auf die Gehirnentwicklung bei Kindern und Jugendlichen einen negativen Effekt hat. Erst nach vollständiger Hirnreifung sollte es als Therapie bedacht werden.

Meist wird eine Autismus-Spektrum-Störung im Kindesalter diagnostiziert. Besteht der Verdacht, finden Untersuchungen in jugendpsychiatrischen Praxen über standardisierte Fragebögen und Beobachtungsskalen statt. Wird die Störung erst im Erwachsenenalter erkannt, mussten die Betroffenen ihre Kindheit und Jugend ohne gezielte therapeutische Hilfen meistern. Diese kräftezehrende Anpassungsleistung muss auch im Erwachsenenalter weiter erbracht werden, weshalb sich die Betroffenen oftmals erschöpft und niedergeschlagen fühlen.[69] Ohne eine Diagnose hatten sie es als Kinder sowohl in der Schule als auch im sozialen Austausch allgemein sehr schwer. So fühlten sie sich oft als Außenseiter und zu keiner Gruppe zugehörig. Entweder versuchten sie krampfhaft, Freunde zu finden, oder sie zogen sich in sich selbst zurück und isolierten sich sozial. Hierdurch machten sie sich häufig zu Mobbing-Opfern in der Schule. Die sensorische Erfahrung der Welt ist für ein autistisches Kind intensiver und chaotischer. Die ständige Aufgabe, durch all die Erfahrungen zu navigieren und sie zu integrieren, beansprucht daher mehr Aufmerksamkeit und Energie. Das bedeutet, dass dem autistischen Kind weniger Aufmerksamkeit und Energie zur Verfügung stehen, um sich auf die Feinheiten der sozialen Interaktion zu konzentrieren. Die Schwierigkeit, die sozialen Erwartungen von Nicht-Autisten zu erfüllen, führt oft zu sozialer Ablehnung, was die soziale Entwicklung erneut behindert. Kinder, Jugendliche und Erwachsene mit einer Autismus-Spektrum-Störung werden oft verhaltenstherapeutisch behandelt, wobei immer die Angehörigen in die Planung und Durchführung der Maßnahmen miteinbezogen werden. Zusätzlich gibt es Aufklärungs- und Weiterbildungsangebote für Kindergärten, Schulen und Wohngruppeneinrichtungen.

Patientengespräch zu Autismus und ADHS

Jakob I. ist 34 Jahre alt, er ist verheiratet und seit 2020 Cannabispatient. Er hat sein Studium der Sozialwissenschaften vor Kurzem abgeschlossen und arbeitet in der sozialen Beratung.

Im zweiten Schuljahr fiel er durch Unkonzentriertheit und eine angebliche Lernschwäche auf. Seiner Mutter wurde empfohlen, Jakob auf eine Sonderschule zu geben. Das wollte sie nicht ohne Weiteres akzeptieren und suchte daraufhin mit ihrem Sohn mehrere Ärzte auf. Schließlich wurde die Diagnose ADHS gestellt. Daraufhin wurde Jakob mit Methylphenidat, dem schon mehrfach erwähnten antriebssteigernden Amphetamin, behandelt.

Als er 18 Jahre alt war, wurde er für geheilt erklärt. Man ging davon aus, dass ADHS eine »Kinderkrankheit« ist. Seine Medikation wurde nicht mehr von der Krankenkasse bezahlt – genau zu dem Zeitpunkt, als er eine Ausbildung in einem Kinderheim zum Hauswirtschafter angefangen hatte. Er finanzierte seine Therapie daraufhin selbst. Nachdem er aber unter immer stärker werdenden Nebenwirkungen wie Schlafstörungen und Appetitlosigkeit litt, wurde er auf ein anderes synthetisches Amphetamin eingestellt. Aber auch hier entwickelte er starke Nebenwirkungen. Auch ein selektiver Noradrenalin-Wiederaufnahmehemmer führte zu keiner Verbesserung. Nochmals zum Verständnis: ADHS ist eine Störung der Informationsverarbeitung im Gehirn und hängt mit den Botenstoffen Dopamin und Noradrenalin zusammen. Noradrenalin sorgt für Aufmerksamkeit und Dopamin steuert den Antrieb und die Motivation. Durch einen Wiederaufnahmehemmer erhöht man die Konzentration von Noradrenalin im Gehirn und somit die Aufmerksamkeit des Betroffenen, während Arzneimittel mit synthetischen Amphetaminen zu einer erhöhten Ausschüttung des Botenstoffs Dopamin führen. Diese Wirkstoffgruppen sind für Patientinnen und Patienten mit ADHS im Erwachsenenalter zugelassen und stellen die erste Behandlungsoption dar.

Im Jahr 2019 erfuhr Jakob I. von einem anderen ADHS-Patienten, dass dieser mit Cannabis behandelt wird. Jetzt begann für ihn die lange Suche nach einer Ärztin oder einem Arzt, der die Therapie mit Cannabis befürwortet und begleitet. Schließlich wandte er sich an einen Cannabis-Patienten-Verein, der ihn bei der Suche unterstützte. So fand er im Jahr 2020 mithilfe des Vereins einen Neurologen, der ihm Cannabis als Therapieform verschrieb.

Kaum hatte Jakob I. seine ADHS-Störung durch die Therapie gut im Griff, kam die nächste Diagnose, denn nun konnte eine Erkrankung an die Oberfläche treten, die jahrelang durch die Leitlinienbehandlung seiner ADHS nicht sichtbar werden konnte. Jakob I. beschreibt, dass er trotz des guten Behandlungserfolges mit Cannabis Probleme hatte, soziale Kontakte einzugehen. Blickkontakte, Empathie und ein kommunikativer Austausch fielen ihm sehr schwer. Er erzählt, dass er sich schon immer anders gefühlt hat und die Gefühle anderer nicht verstehen oder deuten konnte. Auch hier half ihm der Austausch mit anderen ADHS-Betroffenen. Er fand sich in der Geschichte von einigen Patienten wieder, die als Komorbidität unter Autismus litten. Nach einer ärztlichen Abklärung über bestimmte Testverfahren erhielt nun auch er die Diagnose Atypischer Autismus.

Durch die Therapie seiner ADHS mit Cannabis konnte er sich jetzt auf die Verhaltenstherapie seiner Autismus-Spektrum-Störung konzentrieren und ein normales soziales Leben führen. Jakob I. therapiert mit einem Vollextrakt, den er oral zu sich nimmt. Zusätzlich nimmt er die inhalative Form der Cannabisblüten. Er meint, dass er den Extrakt benötigt, um die Wirkung der Blüten zu verlängern. So fühlt er sich optimal eingestellt und kann sein Leben wieder genießen. Auf die Frage, wie sein Umfeld auf die Cannabistherapie reagiert, benennt er die Reaktionen als durchweg positiv. Alle würden sehen, dass es ihm körperlich und psychisch viel besser geht dank der Therapie mit Medizinalcannabis.

NEUROLOGISCHE Erkrankungen

Diese Symptomatiken betreffen das Nervensystem, insbesondere das Gehirn, das Rückenmark und die peripheren Nerven. Die Erkrankungen manifestieren sich oft durch Störungen der motorischen Kontrolle, der sensorischen Wahrnehmung, kognitiven Funktionen oder anderer neurologischer Aspekte. Und auch hier können mit Medizinalcannabis Erfolge und Besserungen für die Betroffenen erreicht werden.

Das Restless-Legs-Syndrom (RLS)

Das *Restless-Legs*-Syndrom (RLS) ist eine häufige und meist behandelbare Erkrankung des Nervensystems. Charakteristisch ist ein zwanghafter Bewegungsdrang, vor allem in den Beinen, manchmal auch in den Armen und anderen Körperteilen. Zusätzlich kommt es zu einem breiten Spektrum von Missempfindungen: Brennen, Ziehen, Elektrisieren, Kribbeln oder Ameisenlaufen. Diese Beschwerden werden häufig als tief innen liegend und aufziehend empfunden. Sie können einseitig, beidseitig oder auch abwechselnd auf der einen oder anderen Seite auftreten. Schmerzen oder Krämpfe sowie Erschöpfungs- und Müdigkeitsgefühl in den betroffenen Beinen oder Armen sind ebenfalls nicht selten. Typisch ist, dass die Beschwerden vorwiegend in Ruhephasen oder bei Inaktivität wie Sitzen oder Liegen, vor allem nachts, kurz vor dem Einschlafen oder während des Schlafs auftreten und sich durch Bewegung oder Aktivität lindern lassen. In der Folge kommt es dann oft zu Ein- und Durchschlafstörungen, Tagesmüdigkeit, Konzentrationsstörungen und Leistungseinbußen. Dies ist mit relevanten Einschränkungen der Lebensqualität und der Gefahr der sozialen Isolierung verbunden.

Aktuell geht die Forschung davon aus, dass RLS mit einer Störung des Dopamin-Stoffwechsels und einem Eisen- oder Vitamin-B_{12}-Mangel zusammenhängt. Erkrankungen, wie beispielsweise eine stark eingeschränkte Nierenfunktion, aber auch eine Schwangerschaft können dies verursachen. Auch wenn sich meist kein Auslöser findet, richtet sich die Primärbehandlung an der vermuteten Störung des Dopamin-Stoffwechsels und der Normalisierung des Eisenstoffwechsels aus. Allen Medikamenten mit dopaminähnlicher Wirkung ist allerdings gemeinsam, dass sie bei einigen Betroffenen die Symptome mit der Zeit verstärken können. Typische und atypische Neuroleptika gelten als erste Wahl in der Behandlung von RLS, auch wenn sie recht häufig zu unerwünschten Nebenwirkungen (wie Müdigkeit, Schwindel, Gewichtszunahme und Sexualfunktionsstörungen) führen. Andere Medikamente oder operative Verfahren sind ebenfalls gängig.

Fallbeispiel für RLS

Anette B. ist eine 59-jährige Patientin mit einer typischen Erkrankungsgeschichte, die uns vom Hausarzt überwiesen wurde. Als sie vor etwa zehn Jahren abends Gäste hatte, bemerkte sie zum ersten Mal ein merkwürdiges Kribbeln und Ziehen in den Beinen. Die Beschwerden gingen aber weg, wenn sie sich bewegte, um in der Küche etwas zu holen. Am nächsten Morgen waren sie verschwunden und Frau B. hatte die Hoffnung, dass sich dieses Ereignis nicht wiederholen würde. Als sie dann abends ruhig im Bett lag, war das brennende Gefühl in den Beinen allerdings zurück. Kalt-warme Wechselbäder führten nur vorübergehend zu einer Besserung und das Aufstehen und Umhergehen hatte sie letztlich auch nicht als Lösung empfunden. Der Hausarzt diagnostizierte RLS und veranlasste eine Untersuchung im Schlaflabor. Diese bestätigte die Diagnose und die Patientin erhielt Medikamente, die zwar über die Jahre gesteigert werden mussten, aber sie hatte wieder ruhig schlafen und abends mit der Familie zusammensitzen können. Seit zwei Jahren wurde es aber mit jedem neuen Medikament eher schlechter. Die Beschwerden hatten sich in die Arme ausgebreitet und waren jetzt auch tagsüber spürbar. Außerdem waren Nebenwirkungen, insbesondere Müdigkeit und Antriebsarmut, hinzugekommen, die die Lebensqualität weiter einschränkten.

Wir haben Frau B. den Zusammenhang erklärt, warum es in manchen Fällen durch eine Steigerung der Medikamente bei diesem Erkrankungsbild zu einer Verschlechterung kommen kann, und als Therapie ein *Drug Holiday* (vollständiges Absetzen der Medikation) vorgeschlagen. Die Vorstellung, keine vertrauten Medikamente mehr zu nehmen, war für die Patientin aber stark angstbesetzt. Wir haben ihr daher in dem Maße, wie die vorbestehende Medikation reduziert wurde, Cannabis aufdosiert.

Die Patientin wurde mit der Zeit zwar nicht beschwerdefrei, konnte aber eine deutliche Linderung beschreiben und nahm sich auch wieder Freizeitaktivitäten vor.

Cannabis-Vollspektrumextrakt: 0 – 0 – 10 mg THC
Cannabisblüten zur Inhalation: 15 mg THC – 15 mg THC

- Reduktion der Vormedikation auf ein Medikament
- keine Ausbreitung der Beschwerden mehr in den Tag und den Armbereich
- Reduktion der nächtlichen Beschwerden
- Besserung der Stimmungslage

Multiple Sklerose

Multiple Sklerose (MS)[70] ist eine chronische Erkrankung des zentralen Nervensystems, bei der das Immunsystem irrtümlicherweise das schützende Myelin um die Nervenfasern und Nervenzellen schädigt und damit Störungen verursacht. Dies kann zu verschiedenen neurologischen Symptomen wie Müdigkeit, Sehstörungen und motorischen Problemen führen. Die Ursachen der MS sind noch nicht geklärt. Jährlich wird bei mehr als 15 000 Menschen MS neu diagnostiziert, meist zwischen dem 20. und 40. Lebensjahr. Frauen erkranken etwa doppelt so häufig daran wie Männer. Da die MS viele Gesichter hat und die Anfangsbeschwerden Symptomen anderer Krankheiten ähneln, ist es selbst für erfahrene Ärztinnen und Ärzte schwierig, die Erkrankung schon im Frühstadium zu erkennen.

Die Diagnose umfasst in der Regel mehrere Schritte. Eine Neurologin oder ein Neurologe wird eine gründliche Anamnese erheben, neurologische Untersuchungen durchführen und möglicherweise bildgebende Verfahren wie Magnetresonanztomografie (MRT) verwenden, um Läsionen im zentralen Nervensystem zu identifizieren. Zusätzlich können Liquoruntersuchungen zur Überprüfung bestimmter Marker durchgeführt werden.

Wenn bei der Multiplen Sklerose von »Herden im Kopf« gesprochen wird, bezieht sich dies auf Läsionen oder Entzündungsherde im zentralen Nervensystem, insbesondere im Gehirn.[71] Diese Herde entstehen durch die Entzündung und Zerstörung des schützenden Myelins um die Nervenfasern. Die Anwesenheit solcher Herde im Kopf, durch bildgebende Verfahren wie MRT sichtbar gemacht, ist ein charakteristisches Merkmal der MS. Diese Läsionen können zu einer Vielzahl von neurologischen Symptomen führen, abhängig davon, welcher Bereich des Gehirns betroffen ist.

Die Krankheit verläuft bei jedem Patienten, bei jeder Patientin unterschiedlich, und die Behandlung zielt darauf ab, Symptome zu lindern und den Verlauf zu verlangsamen. Bei einem Schub versucht man, die akute Entzündungsreaktion zu hemmen.

Patientengespräch zur Multiplen Sklerose

Peter J. ist 43 Jahre alt und IT-Spezialist im Bereich Sicherheit und Datenschutz. Er ist glücklich verheiratet und hat einen Sohn. Im Jahr 2012, genau zu der Zeit, als sein Sohn geboren wurde, bekam Peter Sehstörungen auf dem linken Auge. Anfangs hat er dieses Symptom nicht beachtet. Doch als sich zwei Tage später die Sehstörung nicht verbessert hatte, ließ er sich untersuchen. Die erste Diagnose lautete Sehnerventzündung. Nach mehreren Monaten unter augenärztlicher Begleitung hatte sich seine Sehstörung nicht verbessert. Im Gegenteil, er hatte zunehmend starke Schmerzen, die er auch mit Ibuprofen nicht in den Griff bekam. Daraufhin wurde er zu einer Neurologin überwiesen, die ein MRT seines Kopfes anordnete. Bei dieser Untersuchungsmethode werden viele Schnittbilder des Körpers anfertigt, wobei vor allem Weichteilgewebe gut abgebildet werden kann. Die Neurologin entdeckte mehrere Entzündungsherde und schickte ihn weiter zu einem Kollegen, der eine Lumbalpunktion veranlasste. Bei der Untersuchung des Nervenwassers wurde dann die Diagnose Multiple Sklerose gestellt, ein halbes Jahr nach Beginn der Sehstörungen.

Nun wurde er mit einem Beta-Interferon behandelt, das als Spritze verabreicht wird. Es hat eine immunmodulierende Wirkung und soll die Schübe dieser Autoimmunerkrankung verhindern. Herr J. allerdings bekam nach jeder Spritze Fieberschübe und grippeähnliche Symptome, was ihn so erschöpfte, dass er zwei bis drei Tage das Haus nicht verlassen konnte. Gegen seine Schmerzen bekam er starke Schmerzmittel. Für die bessere Verträglichkeit der Schmerzmittel bekam er zusätzlich Omeprazol, einen Protonenpumpenhemmer als Magenschutz.

Herr J. berichtet, dass er nach einiger Zeit ein Zwicken in der Brust bemerkte. Seine Brüste schwollen an und es trat Sekret aus den Brustwarzen aus. Es wurde eine krankhafte Vergrößerung der Brustdrüse (*Gynäkomastie*) bei ihm festgestellt, die operativ behandelt werden musste. Immer wieder kam es zu einem gutartigen Wachstum seines Brustdrüsengewebes, was zu mehrfachen Operationen der Brust führte.

Nachdem keiner der behandelnden Ärzte die Ursache feststellen konnte, fing Peter J. an, im Internet zu recherchieren. Hier stieß er auf die Arzneimittelkommission der deutschen Ärzteschaft, einen wissenschaftlichen Fachausschuss der Bundesärztekammer. Dort fand er eine Studie zur *Gynäkomastie* als unerwünschte Arzneimittelwirkung, die in seltenen Fällen durch eine regelmäßige Einnahme von Omeprazol bei Männern ausgelöst werden kann.[72]

Im Jahr 2014 kam sein behandelnder Internist mit dem Vorschlag auf Herrn J. zu, einem Versuch mit Medizinalcannabis zu machen. Herr J. war zu diesem Zeitpunkt als MS-Patient austherapiert. Er hatte jede Möglichkeit der Medikation ausgeschöpft. Es ging ihm sehr schlecht und er konnte nicht mehr aktiv am sozialen Leben teilnehmen. Deshalb nahm er den Vorschlag seines Arztes dankbar an. Anfangs bekam er das Fertigarzneimittel Sativex zum Aufsprühen auf die Mundschleimhaut. Eine häufig vorkommende Nebenwirkung sind schmerzhafte Mundschleimhautläsionen. Sie gab es auch bei Herrn J. und er brach die Behandlung ab. Daraufhin wurde er auf Cannabisblüten umgestellt, die er inhaliert. Hierfür musste sein Arzt beim BfArM (Bundesamt für Arzneimittel und Medizinprodukte) einen Antrag auf Ausnahmegenehmigung stellen. Sein viele Jahre andauernder Leidensweg wurde genauestens beschrieben und alle bisher erfolglos eingesetzten Therapien wurden aufgeführt. Das BfArM genehmigte den Antrag und seine Krankenkasse sagte ihm die Kostenübernahme zu. Sein Neurologe begleitet ihn bis heute bei seiner Therapie mit Cannabis. Peter J. ist dank dieser Therapie arbeitsfähig und kann sein Leben mit Familie und Freunden genießen. Er bezeichnet sich selbst als glücklich und empfindet sich auf einem Weg zur Selbstzufriedenheit.

Fallbeispiel für Multiple Sklerose

Susanne K. ist eine 41-jährige Patientin, die im Alter von 20 Jahren die Diagnose einer Multiplen Sklerose erhielt. Der Verlauf der Erkrankung war zunächst schubförmig und ließ sich gut mit einer Immuntherapie beeinflussen. Ab 2003 ging das Erkrankungsbild in einen chronischen Verlauf über und die Patientin verzichtete auf eine weitere Immuntherapie, außer einer gelegentlichen Kortison-Stoßtherapie. Die Mutter von zwei Kindern konzentrierte sich ausschließlich auf die Therapie der Beschwerden, in deren Vordergrund Schwindel und schmerzende Verkrampfungen der Muskulatur standen. Sie war nicht mehr in der Lage, ihren Beruf als Bibliothekarin auszuüben, da sie nur für kürzere Zeiten schmerzfrei stehen und nicht gleichzeitig mehrere Bücher tragen konnte.

Ihr behandelnder Neurologe verordnete verschiedene Medikamente gegen die schmerzhaften Verkrampfungen, was zumindest diese Beschwerden vorübergehend verbesserte. Als 2011 das Fertigarzneimittel Sativex als Spray zugelassen wurde (2,7 mg THC / 2,5 mg CBD pro Hub), empfahl er ihr, es damit als ergänzender Therapie zu versuchen. Die Beschwerden bildeten sich unter einer Dosierung von drei Hub (8,1 mg THC / 7,5 mg CBD) morgens und vier Hub (10,8 mg THC / 10 mg CBD) abends so deutlich zurück, dass Frau K. zumindest halbtags auch ihrem Beruf wieder nachgehen konnte. Leider wurde das Spray von ihr nur mäßig gut vertragen. Trotz Kamillenspülungen kam es im Schleimhautbereich des Mundes immer wieder zu Entzündungen. Es wurde daher auf ein Vollspektrumextrakt in öliger Lösung umgestellt und wegen der Spastik der THC-Anteil erhöht. Frau K. ist mit dieser Dosierung nun seit drei Jahren stabil eingestellt.

Cannabis-Vollspektrumextrakt: 12 mg THC / 8 mg CBD – 0 / 0 – 14 mg THC / 10 mg CBD

- Verbesserung der Spastik
- Reduzierung der Schmerzsymptomatik (4/10)
- verbesserte Stimmungslage

Epilepsie

Epilepsie ist eine der häufigsten neurologischen Erkrankungen, fünf Prozent aller Menschen dürften zumindest einmal im Leben einen epileptischen Anfall haben.[73] Knapp ein Prozent der Bevölkerung hat eine Epilepsie.[74] Diese Erkrankung kann in jedem Lebensalter neu auftreten. Am häufigsten ist sie in Kindheit und Jugend, aber auch Erwachsene in der zweiten Lebenshälfte sind betroffen. Der Auslöser epileptischer Anfälle ist eine Störung der elektrochemischen Signalübertragung der Nervenzellen im Gehirn. Dabei kann die Störung auf eine Hirnregion beschränkt bleiben (fokaler Anfall) oder sie breitet sich im Gehirn aus, das ist der generalisierte Anfall.

Oft bleiben die Ursachen einer Epilepsie ungeklärt. Es gibt ganz unterschiedliche Faktoren, die zu der Erkrankung führen können. Neben angeborenen und erworbenen strukturellen Schädigungen des Gehirns können es auch akute Reizungen sein. Das sind zum Beispiel hohes Fieber, Alkoholvergiftungen oder Entzündungen des Gehirns beziehungsweise der Hirnhäute. Ein epileptischer Anfall wird auch als »Gewitter im Hirn« bezeichnet. Die komplexe elektrochemische Stabilität der elektrischen Hirnaktivität gerät dabei aus dem Gleichgewicht.

Obwohl Epilepsie mit den heutigen Medikamenten oft gut kontrolliert werden kann, hat ein Teil der Betroffenen die epileptischen Anfälle noch nicht ausreichend unter Kontrolle. Insbesondere gilt dies für bestimmte Anfallstypen im Kindesalter, die auch für Erwachsene noch zutreffen können. Studien konnten zeigen, dass mit CBD sowohl die Häufigkeit als auch die Intensität dieser Anfälle verringert werden kann, was zur Zulassung eines entsprechenden Fertigarzneimittels führte.

Patientengespräch zur Epilepsie

Kai A. ist 25 Jahre alt und leidet unter einer generalisierten idiopathischen Epilepsie. Erste Auffälligkeiten zeigten sich schon im Kindergartenalter mit dreieinhalb Jahren. Er war ein sehr ruhiges und zurückgezogenes Kind und spielte meistens allein, ein sogenannter Einzelgänger. Im Kindergarten fiel er durch motorische Schwierigkeiten und eine verzögerte Entwicklung auf. Das zog sich durch bis ins Schulalter. In der Grundschule hatte er starke Lernprobleme und war unkonzentriert. Mit 13 Jahren bekam er seinen ersten epileptischen Anfall. Von da an war er sehr oft krank und hatte viele Fehlzeiten in der Schule. Dies führte dazu, dass er auf die Förderschule kam. Es begann ein Leidensweg mit zahlreichen Krankenhausaufenthalten und immer wieder Einstellungen auf eine neue Therapieform. Doch keines der eingesetzten Arzneimittel konnte die Anzahl der Anfälle verringern. Zudem kam es zu zahlreichen Nebenwirkungen wie starkem Schwindel, Migräne, Müdigkeit und Antriebsschwäche. Damit konnte Kai A. seinen Alltag nicht mehr bewältigen.

Mit 18 bekam er einen Schwerbehindertenausweis. Unter großen Kraftanstrengungen schaffte er es, eine Ausbildung als Verkäufer abzuschließen. Im Alter von 20 Jahren bekam er wieder einen schweren epileptischen Anfall. Er wurde mit Gesichtsprellungen, Schürfungen und Zungenbiss in ein Krankenhaus gebracht. Dort wurde er erneut auf ein anderes Arzneimittel eingestellt, was bei ihm zu einer starken Gewichtszunahme führte. So kam es zu einer erneuten Umstellung auf ein weiteres Arzneimittel, was auch keine Verbesserung seines Gesundheitszustandes brachte. Schließlich wurde ein Kuraufenthalt zur Rehabilitation bewilligt. Dort lernte Kai A. im November 2019 einen anderen Epilepsiepatienten kennen, der wie er als austherapiert galt. Von ihm erfuhr er von der Therapie mit Medizinalcannabis, die diesem Mann geholfen hat. Es begann eine lange Suche nach einem Arzt. Schließlich fand Kai A. einen Neurologen, der sich mit Cannabistherapien auskannte. Von ihm wurde der Patient auf eine morgendliche Einnahme eines Antiepileptikums und die abendliche Einnahme von Cannabis eingestellt. Dank Medizinalcannabis treten jetzt kaum noch Nebenwirkungen seines Antiepileptikums auf, die sonst zu einem Therapieabbruch geführt hätten. Zusätzlich unterstützt Cannabis die Wirkung des Antiepileptikums.

Seine Therapie musste Kai A. anfangs selbst bezahlen. Da sich sein Gesundheitszustand unter der Therapie so sehr verbesserte, bot ihm sein behandelnder Neurologe an, einen Antrag auf Kostenübernahme bei der Krankenkasse zu stellen. Seit 2020 ist Kai A. vollständig auf seine Medikation eingestellt, er ist arbeitsfähig und hat keine Fehltage mehr aufgrund seiner Epilepsie. Das Therapieziel einer Stabilisierung und Verbesserung seiner Lebensqualität wurde erreicht. Auf seine Kostenübernahme wartet er heute noch.

Fallbeispiel für das Lennox-Gastaut-Syndrom

Das *Lennox-Gastaut*-Syndrom (LGS) gilt als eine besonders schwer therapierbare Form der Epilepsie. Andre K. ist ein 22-jähriger Patient, bei dem im Alter von acht Jahren erstmalig Sturzanfälle mit Versteifung des ganzen Körpers beobachtet wurden. Der Vater berichtet, sein Sohn sei umgefallen, als ob man einen Baum gefällt hätte, habe mit den Armen gezuckt und regelmäßig das Bewusstsein verloren. Die Diagnose LGS wurde im Rahmen der Abklärung in einer Spezialklinik gestellt.

Zu uns kam der Patient als Notfalleinweisung, da er während eines Anfalls auf der Straße gestürzt war. Wie Herr K. berichtet, habe die Anfallshäufigkeit in den sechs Monaten vor der Aufnahme zugenommen. Es käme täglich zu Anfällen, oft in Serien und bis zu viermal pro Tag.

Bezüglich der Medikamentenanamnese konnte eruiert werden, dass der Patient in der Vergangenheit unterschiedliche Antikonvulsiva (Medikamente gegen Epilepsie) verordnet bekommen hatte. Wie bei der Schwere des Anfallsleidens nicht unüblich, meist in Mehrfachkombination. Hierdurch kam es zum Teil zu erheblichen Nebenwirkungen (Schläfrigkeit, Antriebsarmut, Einschränkung des Denkvermögens), ohne dass die Medikation eine entscheidende Besserung der Anfallsfrequenz erbracht hätte.

Während des stationären Aufenthaltes begannen wir eine zusätzliche Medikation mit Cannabidiol (CBD). Bei der Anfallserkrankung LGS war die Verordnung als Fertigarzneimittel zulässig, sodass kein Antrag bei der Krankenkasse gestellt werden musste. CBD muss allerdings in ausreichend hoher Dosierung verordnet werden, deshalb sollten in regelmäßigen Abständen die Leberwerte kontrolliert werden.

Epidyolex®: 350 mg CBD morgens und 400 mg CBD abends

- deutliche Verbesserung der Anfallssituation (nur gelegentliche Anfallsserie statt täglich)
- deutliche Besserung der Werte im Elektroenzephalogramm (EEG)
- Der Patient ist wacher, aktiver, geistig reger, stimmungsmäßig ausgeglichener.

Fallbeispiel für das Dravet-Syndrom (DS)

Hier geht es um eine weitere Spezialform der Epilepsie, die insbesondere Kinder betrifft. Nach unserer eigenen Vorgabe behandeln wir mit Cannabis nur Patientinnen und Patienten, die älter als 23 Jahre sind, da die Reifung von Kindern und Jugendlichen gestört werden könnte. Diese Bedenken gelten aber weniger für eine Therapie mit Cannabidiol (CBD).

Max O. ist ein 14-jähriger Junge, der seine ersten Krampfanfälle im Alter von fünf Tagen erlitten hat. Die Anfälle traten wiederholt auf und waren langanhaltend, ausgelöst durch Fieber bei Infekten, aber auch körperliche Anstrengung oder Baden in sehr warmem Wasser. Die Behandlung des *Dravet*-Syndroms ist in der Regel sehr schwierig und von vielen therapeutischen Rückschlägen begleitet. Manchmal gelingt es, das Erkrankungsbild für einen längeren Zeitraum zu stabilisieren. Die hierbei verwendeten Kombinationstherapien gehen aber oft mit entsprechenden Nebenwirkungen einher.

Auch bei Max O. kam es nach einer längeren stabilen Anfallssituation zu einer erneuten Verschlechterung. Wir begannen daher mit einer vorsichtigen Aufdosierung von CBD unter entsprechender Beobachtung und EEG-Kontrolle. Als Nebenwirkung kam es vorrangig zu vermehrter Müdigkeit, die sich mit der Zeit und nach einer Reduktion der Primärmedikation besserte.

Epidyolex®: 150 mg CBD morgens, mittags und abends

- zufriedenstellende Anfallssituation ohne übermäßige Sedierung des Kindes

WEITERE KRANKHEITSBILDER und Beschwerden

Nicht alle mit Cannabis behandelbaren Phänomene sind den Fachärzten so geläufig wie Schmerzen oder Palliativsituationen und nicht alle lassen sich eindeutig einem der großen Themen im Gesundheitsbereich zuordnen. Erfahrungsbasiert führt aber die Therapie mit Cannabinoiden auch bei Patientinnen und Patienten zu deutlichen Verbesserungen der Lebensqualität, die schon über einen langen Zeitraum schwer zu behandelnde andere Beschwerden haben.

Tinnitus

Tinnitus[75] beschreibt die Wahrnehmung von Tönen und Geräuschen ohne einen entsprechenden äußeren Reiz. Es ist ein häufiges Phänomen, ungefähr vier Prozent der deutschen Bevölkerung geben ein chronisches Ohr-Kopf-Geräusch an. Der Tinnitus tritt in diesen Fällen für mehr als ein Jahr auf, wobei ungefähr 15 Prozent der Betroffenen davon sehr beeinträchtigt sind. Man spricht hierbei von einem dekompensierten Tinnitus. In den meisten Fällen ist ein Tinnitus mit einer Hörstörung verbunden, tritt aber auch mit Schwindel in Form des *Morbus Menière* auf. Nur bei 10 bis 20 Prozent besteht keine begleitende Hörminderung. Es gibt nur wenige effektive Akutbehandlungsmöglichkeiten. Im chronischen Stadium sind Behandlungsverfahren zu bevorzugen, die eine Tinnitusbewältigung anstreben, wie eine tinnitusspezifische Beratung, das sogenannte Counseling. Sie strebt die Veränderung von Denk- und Verhaltensweisen an. Akustische Maßnahmen wie Hörgeräte oder andere Umweltgeräusche (»Sound Therapy«) unterstützen diesen Prozess durch eine Teilmaskierung des Tinnitus und bewirken damit eine Reduzierung der akustischen Fokussierungsmöglichkeiten.[76]

Tinnitus kann in einem engen Zusammenhang mit einem Hörsturz stehen. Dessen typisches Symptom ist plötzlich auftretende Schwerhörigkeit, die auf eine Funktionsstörung des Hörorgans im Innenohr hinweist, der sogenannten Schnecke. Der Grad der Ausprägung kann unterschiedlich sein bis hin zu einem totalen Hörverlust. Bei vielen Betroffenen kommt es nach einem Hörsturz zum Auftreten eines Tinnitus. Bei der Diagnose eines Hörsturzes müssen Symptome wie Druckgefühl, Schwindel und Hörstörungen vorliegen.[77] Fachleute gehen davon aus, dass geschädigte Haarzellen oder fehlgeschaltete Nervenbahnen falsche Signale an das Hirn weitergeben und so zur Entstehung des Tinnitus beitragen. Eine andere Störungsquelle kann direkt im Hörzentrum entstanden sein, sodass die übermittelten Informationen des Hörnervs richtig ankommen, aber falsch verarbeitet werden.

Patientinnengespräch zu Tinnitus nach einem Hörsturz

Ute P. ist 64 Jahre alt und arbeitet als Apothekerin. Im Alter von 59 Jahren erlitt sie einen schweren Hörsturz. Sie stand zu dieser Zeit unter großem persönlichem Stress. Sie hatte gerade eine Trennung von ihrem Partner hinter sich, die sie schwer belastete. Sie berichtet, dass sie plötzlich einen starken Schwankschwindel spürte. Ihr Ohr wurde ab und zu taub. Es fühlte sich an, als ob Watte im Ohr steckt, und sie hatte ein Druckgefühl im linken Ohr. Auch ein Druckausgleich brachte keine Besserung. Sie dachte, wenn sie sich richtig ausschliefe, würde es sicher besser. In der Nacht ging es ihr allerdings schlechter und als sie am nächsten Morgen aufstehen wollte, war der Schwindel so stark, dass sie nicht einmal zur Toilette gehen konnte. Daraufhin rief sie eine Freundin an, die sofort kam und den Notarzt rief. Sie wurde in ein Krankenhaus gebracht, welches eine Schlaganfall-Spezialstation hatte, eine sogenannte *Stroke Unit*. Der Notarzt und auch die Notarztaufnahme vermuteten aufgrund des starken Schwindels mit Übelkeit, dass Ute P. einen Schlaganfall erlitten hatte. Sie kam daraufhin auf die Intensivstation der *Stroke Unit*. Es folgten mehrere Untersuchungen, wobei sie immer wieder über ihr taubes Ohr klagte. Aus diesem Grund ging das Krankenhaus mit der HNO-Abteilung einer anderen Klinik in Kontakt. Parallel wurde die Patientin mit hohen Dosierungen einer Kortisoninfusion behandelt, da nach Rücksprache mit dem HNO-Arzt die Ursache auch ein Hörsturz sein konnte.

Nachdem fünf Tage später ein Schlaganfall als Ursache ausgeschlossen wurde, konnte Ute P. von der Intensivstation in eine HNO-Klinik verlegt werden. Dort gab es unterschiedliche therapeutische und eine operative Maßnahme, um das Ohr zu retten. Nach neun Tagen wurde Ute P. mit einem fünfzigprozentigen Hörverlust auf dem linken Ohr als austherapiert entlassen. Sie klagte schon im Krankenhaus über Ohrgeräusche, die sich durch ein andauerndes Rauschen äußerten. Nach Weiterbehandlung bei einem niedergelassenen HNO-Arzt und Anpassung eines Hörgerätes klagte sie weiterhin über Tinnitus im linken Ohr. Der HNO-Arzt sagte ihr, dass sie jetzt damit leben müsse, da dies eine typische Folgeerscheinung des Hörsturzes sei.

Sie erzählt, dass sie tagsüber gut mit dem Tinnitus leben kann. Ihr Problem sind die Nächte. Seit dem Hörsturz hat sie Einschlaf- und Durchschlafstörungen. Der Schlafmangel wirkt sich auf ihre Konzentrations- und Arbeitsfähigkeit aus. Als Apothekerin hatte sie mit der Herstellung von Cannabisrezepturen zu tun und Kontakt zu Cannabis verschreibenden Ärzten. An einen Arzt wendet sie sich und erzählt ihm von ihren Schlafstörungen, die sie zermürben. Er verschreibt ihr daraufhin einen Cannabis-Vollextrakt, den sie zur Nacht einnimmt. Seit dieser Behandlung kann sie wieder leichter einschlafen und besser durchschlafen. »Ich bin ein neuer Mensch«, erzählt Ute P. Ein guter Schlaf hilft ihr auch, tagsüber den Tinnitus zu ignorieren.

Fallbeispiel für Tinnitus

Isolde B. ist eine 34-jährige, verheiratete, ganztagstätige Verwaltungsangestellte mit drei Kindern. Sie stellte sich in der neurologischen Ambulanz vor, weil sie unter einem Schwankschwindel und einem unangenehmen andauernden Brummton im rechten Ohr litt. Die klinische Untersuchung und die ergänzenden HNO-Untersuchungen ergaben keinen auffälligen Befund.

Als Vorerkrankung waren ein chronischer rechtsbetonter Hals-Nacken-Schmerz (NRS 6/10) bekannt, wiederkehrende Spannungskopfschmerzen (alle drei bis vier Tage), eine schmerzhafte Sehnen- und Schleimbeutelquetschung im Schultergelenk und Schlafstörungen. Dies alles hatte bereits zu umfangreichen interventionellen und konservativen Maßnahmen (stationäre multimodale Schmerztherapie, osteopathische Behandlung,

Krankengymnastik, Chirotherapie, Infiltrationen) geführt, die jeweils nur vorübergehende Besserung brachten. Aufgrund der aktuellen Situation war Isolde B. nicht mehr arbeitsfähig, in ihren sportlichen Aktivitäten eingeschränkt und konnte trotz chronischer Müdigkeit und Erschöpfungsgefühls nicht schlafen.

Bei der Patientin gingen wir davon aus, dass die weiter bestehende Schmerzsymptomatik bei gleichzeitiger chronischer Überforderung im familiären und beruflichen Umfeld zu dem Ohrgeräusch geführt hatte. Ziel der Therapie war es daher, für eine Entspannung der Belastungssituation zu sorgen. Wir entwickelten ein Therapiekonzept mit ambulanter psychosomatischer Reha, Entspannungsverfahren und dem Wiederaufbau sportlicher Aktivität, begleitet von einer individuellen Cannabistherapie.

Cannabis-Vollspektrumextrakt: 5 mg THC /5 mg CBD – 5 mg THC / 5 mg CBD – 12,5 mg THC

- Besserung des Dauerschmerzes (NRS 2/10), gefühlte Schmerzlinderung um 30 bis 50 Prozent
- deutliche Besserung des Schlafes und der Muskelentspannung
- vermindertes Stressempfinden, kein Tinnitus mehr
- berufliche Wiedereingliederung, anfänglich mit vier Stunden pro Tag
- Zugewinn an Lebensqualität

Divertikulitis, Reizdarm, Gastritis

Divertikulitis ist eine Entzündung von Divertikeln, die sich in der Wand des Dickdarms bilden, kleine Ausstülpungen oder Beutel entlang der Darmwand, insbesondere im unteren Teil des Dickdarms. Wenn sich diese Divertikel entzünden, spricht man von Divertikulitis. Die Symptome können Bauchschmerzen, Fieber, Übelkeit, Veränderungen im Stuhlgang und eine Empfindlichkeit im linken unteren Bauchbereich umfassen. Die Behandlung kann Antibiotika, Schmerzmittel und in einigen Fällen eine Anpassung der Ernährung einschließen. In schweren Fällen oder bei Komplikationen kann eine Krankenhauseinweisung erforderlich sein.

Der Reizdarm, auch als Reizdarmsyndrom (RDS) bekannt, ist eine funktionelle Darmerkrankung, bei der es zu wiederkehrenden Bauchschmerzen, Blähungen, Veränderungen im Stuhlgang und anderen Darmbeschwerden kommt. Anders als bei entzündlichen Darmerkrankungen gibt es beim Reizdarmsyndrom keine strukturellen oder organischen Veränderungen im Darm.

Die genaue Ursache des Reizdarmsyndroms ist nicht vollständig bekannt, es wird angenommen, dass verschiedene Faktoren, einschließlich genetischer, psychologischer und umweltbedingter Faktoren, eine Rolle spielen können. Die Behandlung konzentriert sich oft auf die Linderung der Symptome und kann Änderungen in der Ernährung, Medikamente und Stressmanagement umfassen. Wichtig ist, gemeinsam mit einem Arzt oder einer Ärztin einen individuellen Behandlungsplan zu erstellen.

Gastritis bezeichnet eine Entzündung der Magenschleimhaut. Diese Schleimhautauskleidung des Magens kann durch verschiedene Faktoren gereizt oder geschädigt werden, einschließlich Infektionen (beispielsweise durch *Helicobacter pylori*), langfristigem Gebrauch von nichtsteroidalen entzündungshemmenden Medikamenten (NSAIDs), übermäßigem Alkoholkonsum oder anderen Erkrankungen.

Die Symptome der Gastritis können Bauchschmerzen, Übelkeit, Erbrechen, Blähungen und Appetitlosigkeit sein. Die Behandlung hängt von der zugrunde liegenden Ursache ab und kann Medikamente zur Reduzierung der Magensäure, Antibiotika bei einer *Helicobacter-pylori*-Infektion und eine Anpassung der Ernährung umfassen. Und unserer Erfahrung nach eben auch Cannabis als Medizin.

Patientengespräch zu Reizdarm, Gastritis und Divertikulitis

Alex S. ist verheiratet und Familienvater von zwei Kindern. Er leidet an einem Reizdarmsyndrom und einer Gastritis. Dazu kommt noch eine Divertikulitis. Dadurch hatte er starke anhaltende Schmerzen und es kam zu Depressionen. Als Auslöser sieht er persönliche Probleme und Stress. Die ersten Symptome traten 2011 auf. Er hatte sehr starke und stechende Schmerzen im Magen-Darm-Bereich. Es kam zu schleimigen und blutigen Stuhlgängen. Nach einigen Untersuchungen und einer Magen- und Darmspiegelung kam seine Diagnose. Die Divertikulitis wurde mit einem Antibiotikum behandelt und er bekam weitere an den Leitlinien orientierte Medikamente zur Behandlung der Gastritis und des Reizdarms. Trotzdem erfolgte keine dauerhafte Besserung.

Durch den langen Leidensweg verschlechterte sich nicht nur sein körperlicher, sondern auch sein psychischer Zustand massiv. Die Entzündungen kamen immer wieder. Zwischen 2018 und 2020 waren seine schlimmsten Jahre, denn die persönlichen Probleme, die ihn psychisch stark belasteten, erreichten ihren Höhepunkt. Nahrung zu sich zu nehmen war so gut wie unmöglich. Selbst ein Glas Wasser zu trinken, fiel ihm schwer. Alex war körperlich sehr schwach, extrem unterernährt und wegen der psychischen Belastung mental am Ende.

Aus der Jugendzeit wusste er, dass Cannabis ihn entspannen kann. Somit beschloss er, sich Cannabis illegal zu besorgen. Es kam zwar zu einer Entspannung und zu einer Schmerzlinderung, aber die Verunreinigungen und immer wieder unterschiedliche Konzentrationen an THC und CBD führten zu weiteren negativen Reaktionen im Magen-Darm-Trakt. Herrn S. wurde klar, dass ihm nur Medizinalcannabis in hoher Qualität, Reinheit und mit klar definierter Konzentration weiterhelfen kann. Es begann die Suche nach einem Arzt, der mit ihm diesen therapeutischen Versuch wagen wollte. Auch 2020, also drei Jahre nach dem Inkrafttreten des »Cannabis als Medizin«-Gesetzes, war ein solcher schwer zu finden und Herr S. startete einen Aufruf bei Facebook. Er bekam tatsächlich die Adresse eines Arztes, der ihm ein Privatrezept über Cannabis ausstellte. In der Apotheke bekam er dann seine Cannabisblüten, die er über einen Vaporisator inhaliert. Er stellte einen Kostenübernahmeantrag an die Krankenkasse, der aber abgelehnt wurde. Deshalb bezahlt er bis heute seine Therapie selbst. Er berichtet, dass er seit dem Beginn der Behandlung mit Medizinalcannabis endlich wieder essen kann. Die Entzündungen und somit die Schmerzen gingen im Laufe der Zeit zurück. Sein psychischer Zustand verbesserte sich parallel zu seinem körperlichen. Herr S. kann wieder arbeiten und setzt sich nebenher für andere Patientinnen und Patienten ein.

Chronisch intestinale Pseudoobstruktion (CIPO)

CIPO ist eine sehr seltene Erkrankung und die schwerste Form einer intestinalen (den Darm betreffenden) Motilitätsstörung. Betroffen ist vorwiegend der Dünndarm. Sie kann aber auch an allen anderen Abschnitten des Magen-Darm-Traktes auftreten und urogenitale Störungen verursachen. Die Betroffenen klagen meist über Schmerzen in der Bauchregion, Überblähung, Übelkeit, Verstopfung, Refluxbeschwerden, Völlegefühl und Erbrechen, aber auch über Durchfall und Gewichtsverlust. Die Art der Symptome bei der CIPO ist abhängig von der Lokalisation und der Größe des motilitätsgestörten Darmwandareals und davon, wie stark die Ausprägung der Motilitätsstörung ist. Aufgrund der eingeschränkten Beweglichkeit des Darms entwickelt sich in den meisten Fällen eine bakterielle Fehlbesiedlung des Dünndarms. Die Diagnostik findet über bildgebende Verfahren, Laboruntersuchungen und Motilitätsmessungen statt. Bei der Bildgebung wird eine vollständige endoskopische Untersuchung des Gastrointestinaltrakts vorgenommen. Bei der Laboruntersuchung können Parameter festgestellt werden, die Hinweise auf entzündliche oder tumoröse gastrointestinale Erkrankungen, Malabsorption oder Elektrolytmangel liefern können. Diese Werte nutzt man, um andere Erkrankungen des Magen-Darm-Traktes auszuschließen. Beim Motilitätstest wird eine Störung des Bewegungsablaufes des Darms überprüft, die auf das Erkrankungsbild CIPO schließen lässt.

Die bakterielle Fehlbesiedlung ist eine häufige Komplikation, die das Krankheitsbild der CIPO zusätzlich erschwert. Die therapeutischen Möglichkeiten sind begrenzt. Man orientiert sich an den Leitlinien der Deutschen Gesellschaften für Verdauungs- und Stoffwechselerkrankungen und für Neurogastroenterologie.[78] Bis heute gibt es keine eigene Leitlinie für diese Erkrankung. Allgemeine Therapieziele sind die Aufrechterhaltung eines adäquaten Ernährungsstatus, eine Verbesserung der Darmbewegung und eine Linderung von Darmbeschwerden wie Schmerzen und Aufblähung. Als Komplikation sollte die bakterielle Fehlbesiedlung vermieden werden. Therapiert wird sie mit Steroiden, Immunsuppressiva, Antibiotika, Prokinetika (Darmbewegung fördernde Medikamente) und speziellen Diäten.[79]

Man unterscheidet eine primäre CIPO von einer sekundären. Bei der primären Form geht man von genetischen Defekten oder Mutationen aus. Die sekundäre Form kann unterschiedliche Ursachen haben. Hierzu zählen toxische Neuropathien, ausgelöst durch zum Beispiel Alkoholabusus oder Chemotherapeutika. Aber auch andere neurologische Erkrankungen wie Parkinson oder Multiple Sklerose werden als Ursache diskutiert, genauso wie Autoimmunerkrankungen.[80]

Patientinnengespräch zu einer chronisch intestinalen Pseudoobstruktion (CIPO)

Sofia U. ist ausgebildete Krankenschwester und 40 Jahre alt, verheiratet und Mutter von zwei Kindern. Sie leidet unter einer CIPO und berichtet von Symptomen wie heftigen Bauchschmerzen, Stuhl- und Darmluftverhalt, einem stark aufgeblähten Bauch, Übelkeit, Erbrechen, Gewichtsverlust. Schon als Kleinkind litt sie unter dieser Motilitätsstörung, die mit starken Schmerzen verbunden war. Man führte diese auf Koliken zurück und nahm ihre Beschwerden auch im Schulalter nicht ernst. Die starken Bauchschmerzen wurden darauf zurückgeführt, dass eine Schulangst vorliegen würde. In der Pubertät wurde ihr gesagt, dass die Beschwerden von der Hormonumstellung kämen und ihre Psyche der Grund sei. Da sie immer weniger essen konnte und immer stärker abnahm, vermutete man schließlich eine Essstörung.

2007 kam noch eine Schuppenflechte (*Psoriasis*) hinzu, die Frau U. zusätzlich stark belastete. Erst im Jahr 2015 kam sie in eine Spezialklinik und erhielt endlich die Diagnose der chronisch intestinalen Pseudoobstruktion. Da war sie schon stark abgemagert und kraftlos. Sie beschreibt die Zeit bis zur Diagnosestellung als unglaublich belastend. Sie hat sich mit ihren Beschwerden nicht ernst genommen gefühlt. Sie fing sogar schon selbst an zu glauben, dass die Beschwerden eine psychische Ursache haben könnten. Wenn Frau U. einen Schub bekam, bedeutete das für sie unvorstellbare Schmerzen, sie konnte nicht essen, ihr war extrem übel und weitere Symptome konnten noch dazukommen. Sie vergleicht ihre Erkrankung und die damit verbundenen Schmerzen mit dem Horrorfilm von Ridley Scott aus dem Jahr 1979 *Alien – das unheimliche Wesen aus einer fremden Welt*.

Als Krankenschwester hatte sie sich schon früh mit der Behandlung mit Medizinalcannabis beschäftigt. Sie hatte zahlreiche Studien gelesen und glaubte, dass diese Therapieform auch ihr helfen könnte. Als sie dies in der Spezialklinik ansprach, wurde ihr davon abgeraten. Stattdessen wurde sie mit Kortikosteroiden und Immunglobulinen behandelt, wie es die Leitlinie unter anderem vorschlägt.[81] Doch trotz Therapie ging es ihr immer schlechter. Aus diesem Grund wandte sie sich im Jahr 2019 an ihren Hausarzt mit der Bitte um einen Therapieversuch mit einem Cannabisextrakt. Dem Antrag auf Kostenübernahme durch die Krankenkasse wurde stattgegeben, da eine schwere Erkrankung vorlag, die sie einschränkte, ein normales Leben führen zu können.

Die Therapie mit dem Cannabisextrakt brachte eine Besserung, allerdings bekam Frau U. Nebenwirkungen. Sie musste, um eine Wirkung zu erzielen, eine größere Menge von dem öligen Extrakt einnehmen. Dies führte bei ihr zu Übelkeit. Gemeinsam mit ihrem Hausarzt beschloss sie daher einen Therapieversuch mit Cannabisblüten. Da sie schon die Kostenübernahme für den Extrakt hatte, hätte sie einen Neuantrag auf Kostenübernahme der Blüten stellen müssen. Sie entschied sich, diesen Therapieversuch selbst zu zahlen, und ließ sich von ihrem Hausarzt ein Privatrezept ausstellen.

Sie beschreibt die inhalative Wirkung als »unglaublich«. Das erste Mal seit ihrer Kindheit ging es ihr richtig gut. Sie konnte endlich wieder essen ohne Schmerzen und ohne dass sich ihr Bauch aufblähte oder ihr übel wurde. Seit 2021 hat Frau U. eine Kostenübernahme für die Blüten und ist froh, endlich eine Therapie gefunden zu haben, die ihr hilft. Sie hat seitdem 20 Kilo zugenommen und erzählt, dass sie endlich wieder alles essen kann. Sie kann wieder mit der Familie und Freunden essen gehen, ohne danach massive Schmerzen zu haben. Sogar Kuchen, Torten oder Sauerkraut kann sie wieder zu sich nehmen, wie sie berichtet. Selbst wenn sie befürchtet, einen Schub zu bekommen, kann sie diesen durch die inhalative Cannabisanwendung schnell in den Griff bekommen. Sie beschreibt es als völlig neues Lebensgefühl. Für jeden gesunden Menschen stellt ein gutes Essen einen Genuss dar, für Sofia war es mit Qual und Furcht verbunden. Genau diesen Lebenswert und die Lebensfreude hat ihr die Therapie mit Medizinalcannabis gebracht.

Endometriose – das Chamäleon der Gynäkologie

Endometriose ist eine chronische Erkrankung, bei der ein Gewebe, ähnlich der Gebärmutterschleimhaut (Endometrium), außerhalb der Gebärmutter wächst. Die Erscheinungsbilder und Symptome können völlig unterschiedlich ausfallen. Deshalb vergehen bis zur endgültigen Diagnosestellung oft Jahre. Sie zählt mit zu den häufigsten gynäkologischen Erkrankungen. Die genaue Anzahl der Betroffenen ist schwer zu schätzen, da viele Frauen keine Beschwerden haben und die Diagnose nur durch einen Zufallsbefund gestellt wird. Schätzungen zufolge leiden 7 bis 15 Prozent aller Mädchen und Frauen unter Endometriose.[82] Trotz intensiver Forschung ist immer noch unklar, wie es zu der Erkrankung kommt. Es existiert bis jetzt nur eine Reihe wissenschaftlicher Theorien zur Entstehung. Eine mögliche Erklärung ist, dass während der Menstruation Gewebe durch den Eileiter in die Bauchhöhle gelangt und sich dort ansiedelt. Es werden auch eine genetische Veranlagung, Immunsystemstörungen und Umweltfaktoren diskutiert. Hormonelle Einflüsse, insbesondere Östrogen, können das Wachstum von Endometriose-Herden fördern. Es ist wichtig zu beachten, dass die Ursache von Fall zu Fall variieren kann und es noch weiterer Forschung zur Klärung der Ursachen bedarf.

Die Endometriose-Herde können Schmerzen, Entzündungen und in einigen Fällen Unfruchtbarkeit verursachen. Zu den häufigsten Symptomen gehören starke Menstruationsschmerzen. Die Herde können aber auch in verschiedenen Bereichen des Beckens auftreten, einschließlich der Eierstöcke, Eileiter, Gebärmutterbänder, Harnblase, Darm und Bauchfell. In seltenen Fällen kann Endometriose auch außerhalb des Beckenraums, zum Beispiel im Bauchraum oder an anderen Organen, vorkommen. Dieses abnormale Wachstum von Gewebe kann zu Schmerzen, Entzündungen und anderen Symptomen führen. Ein weiteres häufiges Symptom sind Schmerzen während oder nach dem Geschlechtsverkehr. Die Endometriose-Herde verhalten sich wie die Gebärmutterschleimhaut. In der ersten Hälfte des Monatszyklus wachsen sie heran und werden am Ende wieder abgestoßen. Das abgelöste Gewebe der Endometriose-Herde kann zum Beispiel aus dem Bauchraum nicht abfließen, wie es bei der Regelblutung über die Scheide der Fall ist. Bei vielen Frauen baut der Körper das Gewebe und Blut der Herde unbemerkt ab. Bei anderen aber führen die Gewebereste zu Verklebungen, Entzündungen und Zysten. Je nachdem, wo sie sich bilden, können sie unterschiedlich starke Schmerzen auslösen. Die Zysten sind mit Flüssigkeit gefüllte Blasen im Gewebe, die im Fall der Endometriose mit dunkelbraun-roter Blutmasse gefüllt sind. Deshalb werden sie auch Schokoladenzysten genannt.[83]

Die Diagnose einer Endometriose erfolgt oft durch eine Kombination aus Patientinnenberichten über ihre Symptome, klinischen Untersuchungen und bildgebenden Verfahren wie Ultraschall. Der einzige definitive Weg, um eine Endometriose zu bestätigen, ist jedoch durch eine laparoskopische Operation (Bauchspiegelung). Während dieser minimalinvasiven OP kann der Arzt das Innere des Bauchraums betrachten, Proben von verdächtigem Gewebe entnehmen und eine genaue Diagnose stellen. Eine Darmspiegelung kann bei der Erkennung von Endometriose-Herden im Darm hilfreich sein. Auch hier werden Gewebeproben entnommen und untersucht.

Die Behandlung kann je nach Schweregrad der Symptome variieren. Schmerzen werden mit geeigneten Schmerzmitteln wie nichtsteroidalen Antirheumatika (NSAIDs) behandelt. Dazu zählen zum Beispiel Ibuprofen, Diclofenac und Cox-2-Hemmer, um nur einige zu nennen.

Da Östrogen das Wachstum der Endometriose-Herde anregt, zielt eine hormonelle Therapie darauf ab, den Östrogenspiegel abzusenken beziehungsweise die Regelblutungen zu vermeiden. In der Folge schrumpfen vorhandene Herde und die mit ihnen verbundenen Beschwerden nehmen ab. Sie alle greifen in den Sexualhormonhaushalt ein und wirken meist auch verhütend. Es werden reine Gestagenpräparate oder Östrogen-Gestagen-Kombinationspräparate eingesetzt. Eine weitere Möglichkeit ist, die Betroffenen vorzeitig in die Wechseljahre zu versetzen: durch GnRH-Analoga (*Gonadotropin-Releasing-Hormon*).

Durch hormonelle Therapien kann das Wachstum der Endometriose-Herde kontrolliert werden. Um die Herde zu entfernen und Gewebe zu reparieren, wird eine laparoskopische Operation durchgeführt. Bei schweren Fällen kann auch eine Hysterektomie (Entfernung der Gebärmutter) in Betracht gezogen werden. Wenn bei Frauen mit Endometriose und Fruchtbarkeitsproblemen eine laparoskopische Operation zu keinem Ergebnis führt, kann über eine künstliche Befruchtung nachgedacht werden.

Die Wahl der Behandlung hängt von individuellen Faktoren wie Symptomen, Schweregrad der Erkrankung und Kinderwünschen ab. Deshalb ist es wichtig, ein ausführliches Gespräch mit der behandelnden Ärztin oder dem Arzt zu führen, um einen individuellen Behandlungsplan zu erstellen.

Bei der Endometriose kommt es zu verschiedenen Begleitsymptomen. Die chronischen Schmerzen und das damit verbundene Unwohlsein können zu Müdigkeit, Erschöpfung, Stimmungsschwankungen und Schlafstörungen führen. Somit können die Symptome den ganzen Körper betreffen und die Lebensqualität stark beeinträchtigen. Die Therapie mit Cannabis dient der Behandlung dieser Begleitsymptome.

Patientinnengespräch zur Endometriose

Julia G. ist 37 Jahre alt, verheiratet und leidet unter Endometriose. Die Erkrankung blieb bei ihr viele Jahre unentdeckt. Schon als junge Frau litt sie unter starken Regelschmerzen. »Das ist so, da muss man als Frau durch«, wurde ihr gesagt. Sie litt aber nicht nur an starken Regelschmerzen, auch während des Eisprungs traten heftige Schmerzen auf. Diese versuchte sie durch die Einnahme unterschiedlicher Schmerzmittel zu bekämpfen. Dazu kamen Zwischenblutungen sowie sehr starke Menstruationsblutungen. Gynäkologische Untersuchungen waren angstbehaftet, da Julia G. auch diese als sehr schmerzhaft empfand. Zusätzlich hatte sie Schmerzen beim Stuhlgang und öfter Durchfälle. Ihre Gynäkologin versuchte die Regelschmerzen und Zyklusunregelmäßigkeiten sowie die psychischen Schwankungen hormonell zu behandeln. Die Symptome besserten sich aber nicht und Julia fühlte sich mit ihren Beschwerden nicht ernst genommen. Es kam zu Fehldiagnosen wie Entzündungen der Eierstöcke und Prämenstruellem Syndrom (PMS) mit psychischen Beschwerden. Es dauerte zehn Jahre, bis endlich die Diagnose Endometriose kam. Die lange Suche nach einer passenden Ärztin hatte einer Odyssee geglichen, wie Frau G. berichtet. Beschleunigt wurde die Diagnosestellung letztlich durch ihren unerfüllten Kinderwunsch.

Sie hatte Endometriose-Herde in den Eierstöcken und im Darm. Die Herde wurden durch eine minimalinvasive Operation entfernt und es wurde versucht, die Eierstöcke von Verwachsungen und Vernarbungen zu befreien. Eine hormonelle Behandlung konnte aufgrund des Kinderwunsches nicht durchgeführt werden, da hierdurch nicht nur die Herde lahmgelegt werden, sondern auch der Zyklus des Eisprungs und des Schleimhautaufbaus in der Gebärmutter verhindert wird. Da Frau G. weiterhin unter starken Schmerzen litt, wurde sie mit starken Schmerzmitteln behandelt, was zu einem Gewöhnungseffekt und häufiger Dosiserhöhung führte.

Durch Zufall erfuhr sie im Jahr 2018 von Cannabis als Therapie bei chronischen Schmerzen. Da sie anfangs mit diesem Wunsch nicht auf ihre Ärztin zugehen wollte, besorgte sie sich Cannabis als Freizeitdroge und testete, ob dies einen positiven Effekt auf sie haben könnte. Und tatsächlich: Endlich konnte sie sich entspannen, Schmerzen und Krämpfe ließen nach, sie konnte ruhiger schlafen und ihre Stimmung verbesserte sich. Daraufhin fasste sie den Mut, sich an ihre Ärztin zu wenden und ihr von dem Selbstversuch zu erzählen. Die Medizinerin zeigte sich offen dieser Behandlung gegenüber und informierte sich intensiv über die Therapie mit Medizinalcannabis. Sie stellte fest, dass die Begleitsymptome der Endometriose an die Beschwerden typischer Cannabispatientinnen erinnerten. Julia G. litt unter chronischen Schmerzen, Schlafstörungen, Angstzuständen und somit unter einer starken Einschränkung der Lebensqualität. Seitdem behandelt die Ärztin sie mit einem Cannabis-Vollspektrumextrakt. Hierbei spielt THC eine große Rolle bei dem schmerzstillenden und krampflösenden Effekt, aber auch die vermutete antientzündliche und angstlösende Wirkung von CBD begünstigt die Behandlung. Der Kinderwunsch von Julia hat sich leider bis heute nicht erfüllt, dennoch hat sich ihre Lebensqualität stark verbessert. Sie kann arbeiten und am sozialen Leben teilnehmen. Die Kosten für die Therapie muss die Patientin selbst tragen. Die Therapie mit Cannabis für Begleitsymptome der Endometriose wird von den Krankenkassen nicht anerkannt.

Zusammenfassung

Cannabis wird zunehmend als therapeutische Option für eine Vielzahl von medizinischen Zuständen und Symptomen betrachtet. Die Hauptanwendungsgebiete haben wir mit den Beispielen aus unserem Alltag belegt. Darüber hinaus gibt es aber auch Behandlungsberichte von Patienten mit anderen Beschwerden und Erkrankungsbildern, die vielversprechend sind.

Mit der Legalisierung von Cannabis im Freizeitbereich gehen auch Veränderungen für die medizinische Anwendung einher, die es ermöglichen, diese Therapie einem größeren Patientenkreis zugängig zu machen. Der Einsatz am einzelnen Patienten bleibt aber individuell und zurzeit noch eine erfahrungsbasierte Therapie, sodass eine professionelle medizinische Beratung erforderlich ist.

Schlusswort

Sie haben in diesem Buch sehr viel über Cannabinoide erfahren und können die Therapie mit Medizinalcannabis jetzt sicher besser einschätzen. Wir haben anhand unser Patientengespräche und Fallbeispiele exemplarische Situationen aufzeigen wollen, die zu einer erfolgreichen Behandlung geführt haben. Es gibt darüber hinaus noch viele Fallbeispiele, in denen Cannabis zur Therapie verwendet wurde.

Uns ist aber wichtig zu betonen, dass diese Fallbeispiele individuell sind und nicht jeder Mensch die gleiche Reaktion auf Cannabis zeigt. Potenzielle Risiken und Wechselwirkungen müssen in jedem Einzelfall berücksichtigt werden. Eine Therapie mit Cannabis bietet keine Garantie dafür, dass auch Ihre Beschwerden erfolgreich behandelt werden, sondern lediglich eine Chance.

Die Anwendung von medizinischem Cannabis sollte immer unter Anleitung qualifizierter medizinischer Fachkräfte erfolgen. Die Forschung hierzu hat sich in den letzten Jahren verstärkt, sodass neue Erkenntnisse die Art und Weise beeinflussen werden, wie Cannabis in der Medizin weiter eingesetzt wird. Die gesetzlichen Grundlagen ändern sich ebenso. Es ist daher wichtig, dass Sie sich auch weiterhin über die Verwendung von Cannabis zu medizinischen Zwecken und die Gesetze des jeweiligen Landes oder der jeweiligen Region informieren.

Quellen

1 Guangpeng, R., et al. (2001): *Large-scale whole-genome resequencing unravels the domestication history of Cannabis sativa.* Science Advances 7 (29) DOI:10.1126/sciadv.abg2286

2 Haenel, T. A. (1970): *Kulturgeschichte und heutige Problematik des Haschisch.* Dissertation Medizin, Basel 1997

3 Nadig, A. (19): *Untersuchungen zur entzündungshemmenden Wirkung von Cannabis sativa L.-Extrakten im Modell der Gewebekulturen.* Dissertation, München 2008, https://edoc.ub.uni-muenchen.de/9028/1/Nadig_Alexandra.pdf (zuletzt abgerufen am 14. März 2024)

4 Deutsche Hauptstelle für Suchtfragen e.V.: Schmerzmittel – Geschichte. https://www.dhs.de/suechte/medikamente/schmerzmittel/geschichte (zuletzt abgerufen am 14. März 2024)

5 Fuchs, U. (2015): *Drogenpolitik. Konkurrenz ausgeschaltet.* Deutsches Ärzteblatt, 112/25 https://www.aerzteblatt.de/archiv/171025/Drogenpolitik-Konkurrenz-ausgeschaltet (zuletzt abgerufen am 14. März 2024)

6 Informationen auf der Website The Vaults of Erowid, https://erowid.org/culture/characters/anslinger_harry/ (zuletzt abgerufen am 14. März 2024)

7 Gasnier, Louis J. (1936): *Reefer Madness* [Film]. George A. Hirliman Productions. USA. Anzusehen unter: https://www.youtube.com/watch?v=zhQlcMHhF3w (zuletzt abgerufen am 14. März 2024)

8 Völkerbund (1912): *The International Opium Convention.* Signed at the Hague January 23, 1912. Einsehbar unter: http://www.worldlii.org/int/other/LNTSer/1922/29.pdf (zuletzt abgerufen am 14. März 2024)

9 Haarhoff, H. (2011): *Kaum Chancen auf einen Durchbruch,* taz, 6. Januar. https://taz.de/Medizinisches-Cannabis-vor-Gericht/!5129228/ (zuletzt abgerufen am 14. März 2024)

10 Bundesministerium für Gesundheit (2016): *Gesetzentwurf »Cannabis als Medizin« im Bundestag,* einsehbar unter: https://www.bundesgesundheitsministerium.de/ministerium/meldungen/2016/juli-2016/cannabis-1-lesung (zuletzt abgerufen am 14. März 2024)

11 Bundesministerium für Gesundheit (2016): Gesetzentwurf *»Cannabis als Medizin« einstimmig vom Bundestag beschlossen,* einsehbar unter: https://www.bundesgesundheitsministerium.de/ministerium/meldungen/2017/januar-2017/cannabis-als-medizin (zuletzt abgerufen am 14. März 2024)

12 Bundesinstitut für Arzneimittel und Medizinprodukte: *Begleiterhebung,* einsehbar unter: https://www.bfarm.de/DE/Bundesopiumstelle/Cannabis-als-Medizin/Begleiterhebung/_node.html (zuletzt abgerufen am 14. März 2024)

13 Ebd.

14 Bundesministerium für Gesundheit (2023): B*ekanntmachung eines Beschlusses des Gemeinsamen Bundesausschusses über eine Änderung der Arzneimittel-Richtlinie: § 4a und Abschnitt N §§ 44 bis 45 (Cannabisarzneimittel).* Bundesanzeiger BAnz AT 29.06.2023 B4. https://www.g-ba.de/downloads/39-261-5915/2023-03-16_AM-RL_Paragraf-4a-Abschnitt-N-Paragrafen-44-46-Cannabisarzneimittel_BAnz.pdf (zuletzt abgerufen am 14. März 2024)

15 Bundesgesundheitsministerium (2023): *Entwurf eines Gesetzes zum kontrollierten Umgang mit Cannabis und zur Änderung weiterer Vorschriften (Cannabisgesetz – CanG).* Einsehbar unter: https://www.bundesgesundheitsministerium.de/fileadmin/Dateien/3_Downloads/C/Cannabis/Gesetzentwurf_Cannabis_Kabinett.pdf (zuletzt abgerufen am 14. März 2024)

16 Crippa, J. A. S. et al. (2023): Dr. *Raphael Mechoulam, cannabis and cannabinoids research pioneer (November 5, 1930–March 9, 2023) and his legacy for Brazilian pharmacology.* Brazilian Journal of Psychiatry 45(3), 201-202. https://www.ncbi.nlm.nih.gov/pmc/articles/PMC10288473/ (zuletzt abgerufen am 14. März 2024)

17 Ministry of Health, Welfare and Sports: *Office of Medicinal Cannabis*

18 *Colo. const. Article XVIII, Section 14: Medical Use of Marijuana for Persons Suffering from Debilitating Medical Conditions, Colorado Constitution*

19 *Government of Canada. Marihuana Medical Access Regulations (SOR 2013/119)*

20 Peter Cremer-Schaeffer (2017): *Cannabis. Was man weiß, was man wissen sollte.* Hirzel Verlag, S. 118-119

21 Ebd. S. 12

22 Ramos, L. (2022): *Spanien. Der Abgeordnetenkongress billigt das Gesetz über medizinisches Cannabis,* CannaReporter, 6. Juni. https://cannareporter.eu/de/2022/06/26/Spaniens-Abgeordnetenkongress-billigt-Gesetz-über-medizinisches-Cannabis/ (zuletzt abgerufen am 14. März 2024)

23 AGES: *Hanf unter der Lupe,* unter: https://www.ages.at/mensch/ernaehrung-lebensmittel/lebensmittelinformationen/hanf?amp%3Bno_cache=1&sword_list%5B0%5D=Hanf&cHash=70e40f8aedd78546e53b24c23ff19e36#:~:text=In%20Österreich%20ist%20derzeit%20ein,in%20der%20Apotheke%2C%20abgegeben%20werden (zuletzt abgerufen am 14. März 2024)

24 Schweizerische Eidgenossenschaft, Bundesamt für Gesundheit: *Medizinische Anwendung von Cannabis,* unter: https://www.bag.admin.ch/bag/de/home/medizin-und-forschung/heilmittel/med-anwend-cannabis.html#:~:text=Cannabis%20ist%20in%20der%20Schweiz,jedoch%20im%20August%202022%20aufgehoben (zuletzt abgerufen am 14. März 2024)

25 Ärzteblatt (2017): *Dänemark startet Versuch mit medizinischem Cannabis.* 15. Dezember. https://www.aerzteblatt.de/nachrichten/87066/Daenemark-startet-Versuch-mit-medizinischem-Cannabis (zuletzt abgerufen am 14. März 2024)

26 GMP-Navigator (2023): *Dänemark stellt weitere Richtlinien für medizinisches Cannabis zur Verfügung.* https://www.gmp-navigator.com/gmp-news/daenemark-stellt-weitere-leitlinien-fuer-medizinisches-cannabis-zur-verfuegung (zuletzt abgerufen am 14. März 2024)

27 Luther: *Cannabis-Legalisierung weltweit.* https://www.luther-lawfirm.com/kompetenzen/beratungsfelder/detail/cannabis-legalisierung-weltweit#:~:text=So%20erlauben%20unter%20anderem%20Australien,medizinisches%20Cannabis%20seit%202017%20legal (zuletzt abgerufen am 14. März 2024)

28 Bundesministerium für Ernährung und Landwirtschaft (2023): *Höherer THC-Grenzwert für Nutzhanf.* https://www.bmel.de/SharedDocs/Pressemitteilungen/DE/2023/018-nutzhanf.html#:~:text=Bislang%20lag%20der%20Wert%20bei,zu%20Rauschzwecken%20ausgeschlossen%20sein%20muss (zuletzt abgerufen am 14. März 2024)

29 Bundesministerium für Landwirtschaft und Ernährung (2022): *Nutzhanf auf fast 7.000 Hektar angebaut.* https://www.ble.de/SharedDocs/Pressemitteilungen/DE/2022/220926_Nutzhanf.html (zuletzt abgerufen am 14. März 2024)

30 Weber, P. (2023): *Hanf als Bio-Treibstoff.* Hanf-Magazin, 3. Mai. https://www.hanf-magazin.com/nutzhanf/rohstoffe-aus-hanf/hanf-als-bio-treibstoff-gruenes-gold-fuer-die-energiezukunft/ (zuletzt abgerufen am 14. März 2024)

31 Maccarrone, M., Bab, I., et al. (2015): *Endocannabinoid signaling at the periphery. 50 years after THC.* Trends Pharmacol Sci. 36(5): S. 277-296. doi: 10.1016/j.tips.2015.02.008

32 Datenblatt Cannabidiol United States Pharmacopeia (USP) Reference Standard bei Sigma-Aldrich. Und: Eintrag zu Cannabidiol in der ChemIDplus-Datenbank der United States National Library of Medicine (NLM)

33 Yamaori, S., et al. (2011): *Potent inhibition of human cytochrome P450 3A isoforms by cannabidiol: role of phenolic hydroxyl groups in the resorcinol moiety.* Life Sci. Band 88, S. 730–736

34 Geffrey, A. L., et al. (2015): *Drug-drug interaction between clobazam and cannabidiol in children with refractory epilepsy.* Epilepsia. Band 56, S. 1246–1251

35 Esposito, G., et al. (2013): *Cannabidiol in inflammatory bowel diseases: a brief overview.* Phytotherapy research: PTR. 27 (5): S. 633–636, doi:10.1002/ptr.4781

36 Micale, V., et al. (2013): *Endocannabinoid system and mood disorders: priming a target for new therapies.* Pharmacology & therapeutics. 138 (1): S. 18–37. doi:10.1016/j.pharmthera.2012.12.002

37 Bundesinstitut für Arzneimittel und Medizin: *Cannabis als Medizin – Häufig gestellte Fragen (FAQ).* BVL - Hanf, THC, Cannabidiol (CBD) & Co (bund.de)

38 Flachenecker, P. (2013): *A new multiple sclerosis spasticity treatment option: effect in everyday clinical practice and cost-effectiveness in Germany.* In: Expert Review of Neurotherapeutics. Band 13, Nummer 3 Suppl 1, Februar, S. 15–19, doi:10.1586/ern.13.1. PMID 23369055

39 Patienteninfo Service: *Canemes® 1 mg Kapseln.* Canemes® 1 mg Kapseln - PatientenInfo-Service (zuletzt aufgerufen am 25.03.2024)

40 Patienteninfo Service: *Epidyolex 100 mg/ml Lösung zum Einnehmen* https://pp.jazzpharma.com/pi/epidyolex.ch.PIL-de.pdf (zuletzt abgerufen am 14. März 2024)

41 Dixon, H. X., et al. (2019): *The Effectiveness of Topical Cannabidiol Oil in Symptomatic Relief of Peripheral Neuropathy of the Lower Extremities.* Current Pharmaceutical Biotechnology. 21 (5): S. 390–402., doi:10.2174/1389201020666191202111534

42 Hammell, D. C., et al. (2016): *Transdermal cannabidiol reduces inflammation and pain-related behaviours in a rat model of arthritis.* European Journal of Pain 20 (6): S. 936-948, doi:10.1002/ejp.818

43 Bundesinstitut für Arzneimittel und Medizinprodukte. *Cannabis als Medizin – häufig gestellte Fragen (FAQ).* https://www.bfarm.de/DE/Bundesopiumstelle/_FAQ/Cannabis/faq-liste.html (zuletzt abgerufen am 14. März 2024)

44 Campos, R. M. P., et al. (2021): *Cannabinoid Therapeutics in Chronic Neuropathic Pain: From Animal Research to Human Treatment.* Front Physiol 12. doi: 10.3389/fphys.2021.785176

45 Bundesinstitut für Arzneimittel und Medizinprodukte: *Reisen mit Betäubungsmittel.* BfArM - Reisen mit Betäubungsmitteln - Reisen mit Betäubungsmitteln (zuletzt aufgerufen am 25.03.2023)

46 Heuß, D., et al. (2020): *Diagnostik und Differenzialdiagnose bei Myalgien, S1-Leitlinie,* in: Deutsche Gesellschaft für Neurologie (Hrsg.): Leitlinien für Diagnostik und Therapie in der Neurologie

47 Hasemann, W., Kressig, R. W. (2016): *Alterstypische Häufung ab dem 65. Altersjahr. Delir: Differenzialdiagnose und Abgrenzung zu anderen Psychosen.* In: Der informierte Arzt. Dezember. Lorenzl, S., et al. (2012): Verwirrtheitszustände im Alter. Diagnostik und Therapie. In: Deutsches Ärzteblatt International Nr. 109(21), S. 391–400

48 Gaul, C., et al. (2011): *Clusterkopfschmerz. Klinisches Bild und therapeutische Optionen.* In: Deutsches Ärzteblatt 108(33). https://www.aerzteblatt.de/archiv/101939/Clusterkopfschmerz (zuletzt abgerufen am 14. März 2024)

49 Mehr Informationen zu diesem Beschwerdebild finden Sie hier: https://handchirurgie.org/arthrose/bouchard/. Und hier: https://flexikon.doccheck.com/de/Bouchard-Arthrose (beide zuletzt abgerufen am 14. März 2024)

50 Das Rheumazentrum Ruhrgebiet gibt dazu weitere Informationen: https://www.rheumazentrum-ruhrgebiet.de/fachbereiche/behandlungsspektrum-nach-rheumatischen-erkrankungen/verschleisserkrankungen/arthrose/primaere-arthrose.html (zuletzt abgerufen am 14. März 2024)

51 Freye, E., et al. (2003): *Toleranzentwicklung unter Opioidgabe.* Anästhesiol Intensivmed Notfallmed Schmerzther; 38(1): 14-26. DOI: 10.1055/s-2003-36558

52 Birkinshaw, H., et al. (2023): *Antidepressants for pain management in adults with chronic pain: a network meta-analysis.* Cochrane Database of Systematic Reviews, 5 (5): CD014682. DOI: 10.1002/14651858.CD014682.pub2. https://www.cochrane.org/de/CD014682/SYMPT_wie-wirksam-sind-antidepressiva-zur-behandlung-chronischer-schmerzen-und-verursachen-sie (zuletzt abgerufen am 14. März 2024)

53 Zorn, J. (2022): *Wie lassen sich Entzugserscheinungen beim Absetzen einer Behandlung mit Opioiden (Morphin etc.) vermeiden?* Auf der Website von Navigator-Medizin: https://www.navigator-medizin.de/therapieverfahren/schmerztherapie/morphin,-opiate-und-opioide/wie-entzugserscheinungen-vermeiden.html (zuletzt abgerufen am 14. März 2024)

54 Institut für Qualität und Wirtschaftlichkeit im Gesundheitswesen: *»Wie funktioniert das Gehirn?«*, auf der Website gesundheitsinformation.de: https://www.gesundheitsinformation.de/wie-funktioniert-das-gehirn.html#:~:text=Der%20Hirnstamm%20schaltet%20Informationen%20vom,ist%20für%20das%20Gleichgewicht%20verantwortlich (zuletzt abgerufen am 14. März 2024)

55 Tallen, G., et al. (2020): *Spätfolgen durch den Tumor*, veröffentlicht auf der Website der Kinderkrebsinfo: https://www.gpoh.de/kinderkrebsinfo/content/erkrankungen/zns_tumoren/pohpatinfohg120070625/nachsorge/spaetfolgen/tumorbedingt/index_ger.html (zuletzt abgerufen am 14. März 2024)

56 Tallen, G., et al. (2020): *Behandlungsbedingte Spätfolgen*, veröffentlicht auf der Website der Kinderkrebsinfo: https://www.gpoh.de/kinderkrebsinfo/content/erkrankungen/zns_tumoren/pohpatinfoependy120071126/nachsorge/spaetfolgen/behandlungsbedingt/index_ger.html (zuletzt abgerufen am 14. März 2024)

57 Stiftung Deutsche Depressionshilfe und Suizidprävention: *Weitere antidepressive Behandlungen.* https://www.deutsche-depressionshilfe.de/depression-infos-und-hilfe/behandlung/weitere-antidepressive-behandlungen (zuletzt abgerufen am 14. März 2024)

58 Bundesärztekammer (2022): *Depression – Was passiert bei einer Elektrokonvulsions-Therapie?* https://www.patienten-information.de/patientenblaetter/depression-ekt (zuletzt abgerufen am 14. März 2024)

59 Neurologen und Psychiater im Netz. *Posttraumatische Belastungsstörung – Therapie.* https://www.neurologen-und-psychiater-im-netz.org/psychiatrie-psychosomatik-psychotherapie/stoerungen-erkrankungen/posttraumatische-belastungsstoerung-ptbs/therapie/ (zuletzt abgerufen am 14. März 2024)

60 Neurologen und Psychiater im Netz: *Krankheitsbild der Borderline-Persönlichkeitsstörung.* https://www.neurologen-und-psychiater-im-netz.org/psychiatrie-psychosomatik-psychotherapie/stoerungen-erkrankungen/borderline-stoerung/krankheitsbild/ (zuletzt abgerufen am 14. März 2024)

61 Neurologen und Psychiater im Netz: *Ursachen einer Borderline-Persönlichkeitsstörung.* https://www.neurologen-und-psychiater-im-netz.org/psychiatrie-psychosomatik-psychotherapie/stoerungen-erkrankungen/borderline-stoerung/ursachen/

62 Royal College of Psychiatrists. *Antidepressiva absetzen.* https://www.rcpsych.ac.uk/mental-health/translations/german/stopping-antidepressants#:~:text=Entzugssymptome%20beim%20Absetzen%20von%20Antidepressiva&text=Angstzustände%2C%20die%20kommen%20und%20gehen,Gefühl%2C%20körperlich%20krank%20zu%20sein (zuletzt abgerufen am 14. März 2024)

63 Bundesministerium für Gesundheit (2024): *Aufmerksamkeitsdefizitsyndrom.* https://www.bundesgesundheitsministerium.de/themen/praevention/kindergesundheit/aufmerksamkeitsdefizitsyndrom#:~:text=Hinter%20ADHS%20verbirgt%20sich%20eine,und%20an%20motorischer%20Unruhe%20leiden (zuletzt abgerufen am 14. März 2024)

64 Infoportal ADHS: Wichtige Zahlen und Fakten. https://www.adhs.info/fuer-erwachsene/wichtige-zahlen-und-fakten/#:~:text=Laut%20dem%20Diagnostiksystem%20für%20psychische,weibliche%20Personen%20eine%20ADHS%20auf (zuletzt abgerufen am 14. März 2024)

65 Merz, S., Nolte, J. (2023): *Methylphenidat*, auf der Website DocCheck: https://flexikon.doccheck.com/de/Methylphenidat#:~:text=Methylphenidat%20ist%20ein%20stimulierender%20Wirkstoff,der%20Hauptwirkstoff%20in%20Ritalin® (zuletzt abgerufen am 14. März 2024)

66 Castells, X., et al. (2018): *Amphetamines for attention deficit hyperactivity disorder (ADHD) in adults.* Cochrane Database of Systematic Reviews, Issue 8. Art. No.: CD007813. DOI: 10.1002/14651858.CD007813.pub3. https://www.cochrane.org/de/CD007813/BEHAV_amphetamine-bei-erwachsenen-mit-aufmerksamkeitsdefizit-hyperaktivitatsstorung (zuletzt abgerufen am 14. März 2024)

67 Fath, R. (2005): *Atomoxetin bei ADHS. Eine Alternative zu Psychostimulanzien.* Deutsches Ärzteblatt 102(34-35) https://www.aerzteblatt.de/archiv/48125/Atomoxetin-bei-ADHS-Eine-Alternative-zu-Psychostimulanzien (zuletzt abgerufen am 14. März 2024)

68 Hamburger Autismus-Institut: *Was ist Autismus?* https://autismus-institut.de/therapie-institut/was-ist-autismus/ (zuletzt abgerufen am 14. März 2024)

69 Hamburger Autismus-Institut: *Diagnostik.* https://autismus-institut.de/therapie-institut/diagnostik/ (zuletzt abgerufen am 14. März 2024)

70 Multiple Sklerose Gesellschaft: *Was ist Multiple Sklerose (MS)?* https://www.dmsg.de/multiple-sklerose/was-ist-ms (zuletzt abgerufen am 14. März 2024)

71 Max-Planck-Institut für Psychiatrie: *Multiple Sklerose.* https://www.psych.mpg.de/847782/ms (zuletzt abgerufen am 14. März 2024)

72 Höffler, D. (2017): *Gynäkomastie als unerwünschte Arzneimittelwirkung.* Arzneiverordung in der Praxis 44 (2): S. 98-99 https://www.akdae.de/fileadmin/user_upload/akdae/Arzneimitteltherapie/AVP/Artikel/201702/098.pdf (zuletzt abgerufen am 14. März 2024)

73 Brandt, C. (2016): *Epilepsie in Zahlen.* Informationszentrum Epilepsie http://www.izepilepsie.de/home/showdoc,id,387,aid,217.html (zuletzt abgerufen am 14. März 2024).

74 Epilepsie Bundes-Elternverband: *Häufigkeit von Epilepsien.* https://www.epilepsie-elternverband.de/epilepsien/medizinisches/haeufigkeit-von-epilepsien/#:~:text=Etwa%201%25%20der%20Bevölkerung%20hat,und%20bei%20älteren%20Menschen%20diagnostiziert (zuletzt abgerufen am 14. März 2024)

75 Goebel, G., Büttner, U. (2004): *Grundlagen zu Tinnitus.* Diagnostik und Therapie, Thieme Psychoneuro 30(6), 322-329. https://www.thieme-connect.com/products/ejournals/html/10.1055/s-2004-829994 (zuletzt abgerufen am 14. März 2024)

76 Deutsche Tinnitus-Liga e.V.: *Tinnitus-Bewältigungs-Therapie.* https://www.tinnitus-liga.de/pages/tinnitus-sonstige-hoerbeeintraechtigungen/tinnitus/tinnitus-retraining-therapie.php (zuletzt abgerufen am 14. März 2024)

77 Nach einem Web-Artikel von Thieme/Trias: *Wie hängen Tinnitus und Hörsturz zusammen?* https://www.thieme.de/de/gesundheit/tinnitus-hoersturz-45237.htm (zuletzt abgerufen am 14. März 2024)

78 Keller, J., et al. (2011): *S3-Leitlinie der Deutschen Gesellschaft für Verdauungs- und Stoffwechselkrankheiten (DGVS) und der Deutschen Gesellschaft für Neurogastroenterologie und Motilität (DGNM) zu Definition, Pathophysiologie, Diagnostik und Therapie intestinaler Motilitätsstörungen.* Zeitschrift für Gastroenterologie, 49(3), 374-390 https://www.thieme-connect.com/products/ejournals/html/10.1055/s-0029-1245993 (zuletzt abgerufen am 14. März 2024)

79 Keller, J., Layer, P. (2014): *Intestinale Pseudoobstruktion.* In: DGIM Innere Medizin, Springer

80 Prinz, D. (2022): *Chronische Intestinale Pseudoobstruktion,* Artikel für DocCheck. https://flexikon.doccheck.com/de/Chronische_intestinale_Pseudoobstruktion (zuletzt abgerufen am 14. März 2024)

81 Keller, J., et. Al. (2021): *Update S3-Leitlinie Reizdarmsyndrom: Definition, Pathophysiologie, Diagnostik und Therapie. Gemeinsame Leitlinie der Deutschen Gesellschaft für Gastroenterologie, Verdauungs- und Stoffwechselkrankheiten (DGVS) und der Deutschen Gesellschaft für Neurogastroenterologie und Motilität (DGNM) – Juni 2021 – AWMF-Registriernummer: 021/016. Z.* Gastroenterol 59(12): S. 1323-1415. doi: 10.1055/a-1591-4794

82 Frauenärzte im Netz (2022): *Endometriose.* https://www.frauenaerzte-im-netz.de/erkrankungen/endometriose/ (zuletzt abgerufen am 14. März 2024)

83 Emeakaroha, E. (2023): *Schokoladenzyste.* Artikel für DocCheck: https://flexikon.doccheck.com/de/Schokoladenzyste (zuletzt abgerufen am 14. März 2024)

Beschwerdeverzeichnis

Über die Autoren

Dr. rer. med. Christiane Neubaur

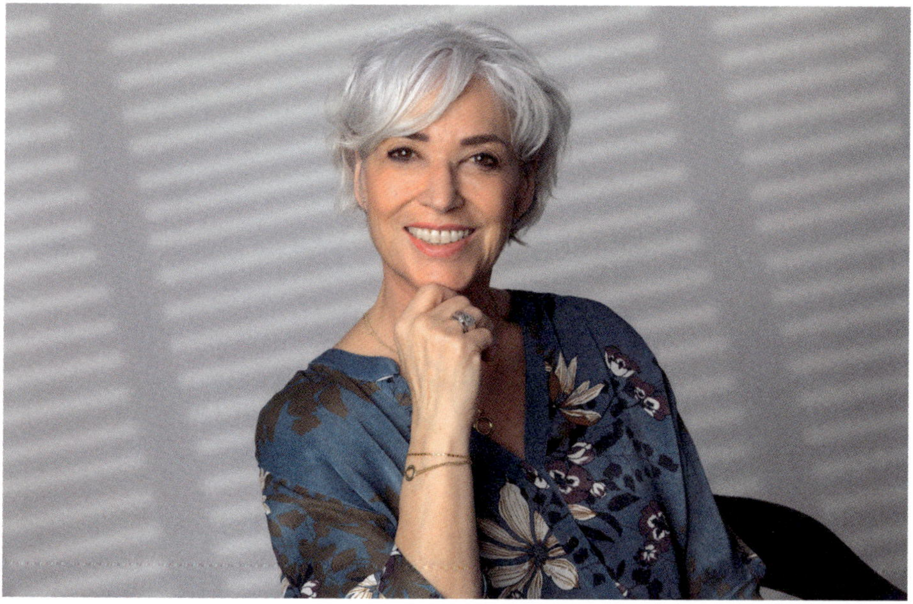

Dr. Christiane Neubaur ist Apothekerin und studierte Pharmazie in Kiel. Sie promovierte an der Medizinischen Fakultät Duisburg-Essen bei dem Psychologen Prof. Schedlowski. Seit 2017 interessiert sie sich für Cannabis als Medizin und seine Einsatzmöglichkeiten. Seit Juni 2021 ist sie die Geschäftsführerin des Verbandes der Cannabis versorgenden Apotheken (VCA). Dort steht sie im ständigen Austausch mit Apotheken, Ärztinnen sowie Ärzten und der Cannabisindustrie, außerdem mit der Politik. Seit Juli 2022 veröffentlicht sie einen Podcast, in dem Patientinnen und Patienten über ihre Therapie mit Cannabis sprechen. Er soll der Aufklärung und Entstigmatisierung dieser Menschen, die Cannabis als Medizin nutzen, dienen.

Dr. med. Thomas Vaterrodt

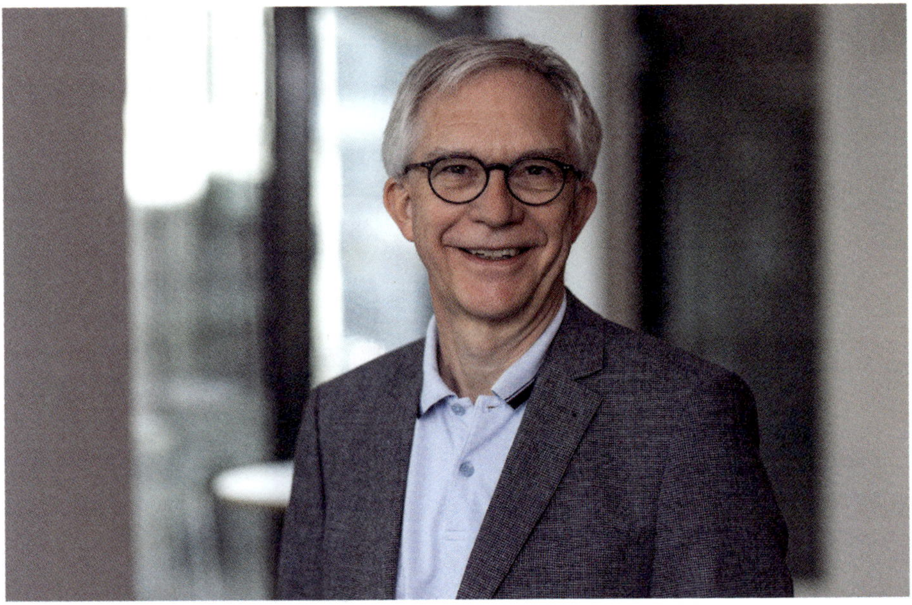

Dr. Thomas Vaterrodt war 30 Jahre lang als Neurologe in chefärztlicher Verantwortung tätig und hat sich schwerpunktmäßig mit chronischen, neurologischen Erkrankungen und neurologischer Palliativmedizin beschäftigt. Seit 2017 ist er national und international als Referent rund um das Thema Medizinalcannabis tätig. 2021 war er Mitgründer des Deutschen Zentrums für Medizinal Cannabis (DZMC), das sich seitdem als pharmaunabhängige Institution um die Vermittlung von wissenschaftlich fundiertem Wissen über cannabinoidbasierte Therapien kümmert und dabei Ärzte, Apotheker, pharmazeutische Unternehmen und Patienten informiert.